U0251928

痛风

的/诊/治/与/管/理

主　　编／杨　静

名誉主编／刘　毅　周京国

副 主 编／李晓林　邓代华

编　　者（以姓氏笔画为序）

田　岚　刘　丹　刘　红

李玥美　李思吟　李　敏

肖纯玥　邹晋梅　张　羽

周　科　倪远飘　董建玲

蒲　佳

 四川大学出版社

特约编辑：龚娇梅
责任编辑：蒋姗姗
责任校对：韩仙玉
封面设计：墨创文化
责任印制：王　炜

图书在版编目（CIP）数据

痛风的诊治与管理／杨静主编. —成都：四川大
学出版社，2017.9
ISBN 978-7-5690-1217-0

Ⅰ.①痛…　Ⅱ.①杨…　Ⅲ.①痛风-诊疗
Ⅳ.①R589.7

中国版本图书馆 CIP 数据核字（2017）第 251847 号

书　名	痛风的诊治与管理
主　编	杨　静
出　版	四川大学出版社
地　址	成都市一环路南一段 24 号 (610065)
发　行	四川大学出版社
书　号	ISBN 978-7-5690-1217-0
印　刷	郫县犀浦印刷厂
成品尺寸	145 mm×210 mm
印　张	4.125
字　数	108 千字
版　次	2017 年 12 月第 1 版
印　次	2017 年 12 月第 1 次印刷
定　价	39.80 元

◆读者邮购本书,请与本社发行科联系。
电话:(028)85408408/(028)85401670/
(028)85408023　邮政编码:610065
◆本社图书如有印装质量问题,请
寄回出版社调换。
◆网址:http://www.scupress.net

序 一

很高兴受杨静主任邀请为此书作序。在从事风湿病临床工作近30年中，我目睹了无数痛风患者由于错误的诊断和治疗，尤其是患者由于缺乏必要的自我管理知识，导致疾病反复发作，甚至导致严重并发症而失去治疗的最佳时机，心情很沉重。相比西方发达国家对痛风及其他慢性病管理的重视和完善，我国在此领域存在很多不足，这在不同程度上影响了该病的诊治效果和远期康复。据估计，该病目前在我国的发病率为1‰～3‰，已经接近欧美发达国家水平，成为继糖尿病之后又一常见代谢性疾病。20世纪50年代以前，痛风在我国还是一种罕见病，但在2005年以后，我国痛风患病人数已经达到1200万。2015年我国痛风患病人数估计超过3000万，疾病所产生的影响为社会造成了极大的负担。

痛风的流行病学、发病机制、治疗是研究的热点问题，但对痛风患者实行规范的疾病管理目前仍极其缺乏。国家重点管理的慢性病主要有高血压、糖尿病、冠心病及肿瘤性疾病。痛风作为慢性病尚未纳入国家慢性病管理的范畴。痛风患者反复发作，不仅给患者自身带来困扰，同时也给医务人员带来困扰。如何调动医患双方的积极性，共同建立良好的互动关系，促进诊断、治疗、康复和提升患者工作和生活质量，是近年学界共同关注的焦点。绵阳市中心医院杨静教

授及其团队的临床观察发现，痛风患者在依从性、正确使用
降尿酸药、使用药物达标治疗、有效预防痛风的复发、清楚
认识痛风的破坏性等方面远较高血压病、糖尿病等慢性病患
者差。因此，除了重视痛风的急性期达标治疗以外，医生和
患者均应重视痛风的长程管理。该团队在国内率先开展痛风
的慢性病管理，并多次在全国进行经验交流，促进了痛风慢
性病管理在国内多地区的开展。

　　本书是杨静教授及其团队多年痛风慢性病管理成功经验
的总结，对广大医务工作者对痛风进行规范的管理有指导意
义，有利于提高痛风的管理水平。值此著作出版之际，本人
特做此序，希冀杨静教授及其团队关于痛风慢性病管理的经
验能够在全国得到推广和发展，造福广大痛风患者，推动我
国的痛风管理水平更上一层楼。

刘　毅

2017 年 4 月

序 二

　　医学在不断进步，而人群中痛风与高尿酸血症的发病率却在不断增高，不为这一矛盾现象所困，可以从阅读这本书做起。

　　该书由绵阳市中心医院风湿免疫科杨静教授组织编写，其新颖之处是从慢性病管理角度对痛风与高尿酸血症的发病机制、分型及分期诊断、规范化治疗、预防管理策略等方面进行了详细的介绍。我乐意给读者推荐这本书。该书通俗易懂，相信通过对书中痛风与高尿酸血症知识的理解，能够引导广大读者遵循生命规律，提高生活质量，使患者尽快恢复，无病者健康快乐，让每个人学会运用自己的努力去发现、主宰自身可以左右的那部分生命现象！

周京国

2017 年 4 月

前　言

　　近年来，随着经济发展和生活方式改变，痛风的患病率逐年上升。但是，无论是医务工作者还是患者，对其规范治疗的认识尚不全面。3年前，我科在绵阳市基层医院进行的6次痛风巡讲中针对基层医师进行了一项关于痛风诊治调查，结果显示，仅20％的医生了解痛风的常规治疗；而另一项对患者的调查结果显示，几乎95％的患者不清楚痛风需要长期降尿酸治疗。随着痛风的基础研究及诊疗水平的提高、风湿科医生对慢性病管理重要性认识的加深，痛风患者逐步得到了规范的治疗与科学的管理。但是，痛风的复发率、并发症的发生并没有明显减少。究其原因，一方面由于广大的基层医务工作者对痛风诊断、治疗及管理知识欠缺；另一方面，痛风患者对自身疾病认识严重不足，治疗及随诊的依从性极差，也导致痛风成为一个易治而又难治的疾病。因此，一本适合于基层医务人员提高痛风诊疗管理水平，提高患者对疾病认知度、依从性及自我管理的书籍亟需出版。我们结合了国内外痛风最新诊疗进展、慢性病管理的理念，以及自身的临床诊疗和对患者的管理经验，编写了一部既适合基层医生临床工作又适合患者了解、管理自身疾病的读物，并特别在慢性病管理方面结合我科痛风的慢性病管理经验及取得的成果，对痛风的慢性病管理进行总结分析，融入了目前网络化、

信息化的管理方法，希望能对广大的医务工作者及患者在痛
风规范治疗与管理方面有所帮助。

杨 静

2017 年 3 月

主编简介

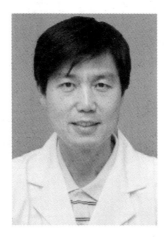

　　刘毅，四川大学华西医院风湿免疫科主任，风湿病学临床医学博士，内科学教授，主任医师，博士生导师，四川省学术和技术带头人，四川省卫生厅学术和技术带头人。中华医学会风湿病专业委员会常务委员，中华医学会风湿病专委会四川省分会主任委员，中国医师协会风湿病医师专委会常委，四川省医师协会风湿病医师专委会主任委员，美国风湿病学院（ACR）会员。曾在芬兰国立卫生研究所、美国田纳西大学健康科学中心、康奈尔大学医学院附属特殊外科医院风湿科进行"自身免疫性疾病发病机制"博士后研究多年。获解放军科技进步一等奖1项（第三完成人），四川省政府科技进步一等奖1项（第一完成人）。

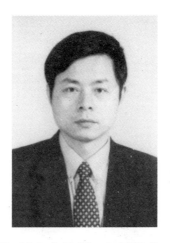

周京国，教授，博士生导师，归国学者，成都医学院副院长、附属医院院长、四川省学术和技术带头人、四川省有突出贡献专家、享受政府特殊津贴专家。现任中华医学会全国风湿病学分会委员，海峡两岸医师交流协会风湿免疫学分会常委、痛风学组副组长，四川省医学会和医师协会副会长，四川省医师协会风湿分会副会长，四川省医学会风湿病专委会主任委员，*Gout and Hyperuricemia* 杂志副主编，*Nat Rev Rheumatol*、*Clinical Immunology*、*Scandinavian Journal of Rheumatology* 等杂志审稿专家。承担国家自然科学基金、国家卫计委行业基金、科技部 "973" 计划前期研究课题及省部级课题共 40 余项。在 NAR、中华内科杂志、中华风湿病学杂志等国内外重要学术刊物公开发表学术论文 100 余篇，其中 SCI 收录 30 余篇。获教育部科技进步二等奖 1 项，四川省政府科技进步一等奖 2 项、二等奖 1 项，获国家专利 1 项。作为主编或副主编编写图书 4 本、国家 "十一五" 规划教材 2 本。

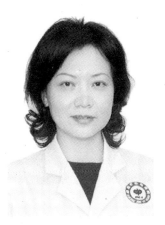

　　杨静，主任医师，教授，绵阳市中心医院风湿免疫科主任，中国医师协会风湿免疫科医师分会委员，中国医师协会免疫吸附委员会常务委员，海峡两岸医药卫生交流协会风湿病专家委员会常务委员，四川省医师协会风湿免疫科医师专科委员会副主任委员，四川省卫生与计划生育委员会（以下简称四川省卫计委）学术带头人，四川省医学会风湿免疫专委会副主任委员，绵阳市医学会风湿病专委会主任委员，获四川省卫计委医学科技进步三等奖1项，绵阳市医学科技进步三等奖1项。

目　录

第一章 痛风的临床表现、诊断及鉴别诊断

痛风（gout）是嘌呤代谢紊乱和（或）肾小管源性的尿酸排泄障碍所引起的一组疾病。流行病学研究显示，西方国家男性的痛风患病率为 $1\%\sim2\%$。随着我国人民生活水平的不断提高，痛风的患病率也呈逐年上升趋势，目前已经接近西方发达国家水平。痛风好发于男性及绝经期女性，$40\sim50$ 岁为发病高峰期，可分原发性痛风和继发性痛风。高尿酸血症是痛风的最重要的生化基础。

高尿酸血症是指 37 ℃时血清中尿酸含量男性超过416 μmol/L（70 mg/L），女性超过 357 μmol/L（60 mg/L）。持续升高的尿酸超过单钠尿酸盐（monosodium urate，MSU）的饱和度（约 404 μmol/L）时，形成晶体沉积于不同组织，从而引起周围组织损害，造成痛风组织学改变。因此，高尿酸血症患者只有出现尿酸盐结晶沉积、关节炎、肾病、肾结石等时，才称为痛风，$5\%\sim12\%$的高尿酸血症患者最终发展成为痛风患者。

痛风是男性关节炎最常见的病因之一，具有高度的遗传性。高尿酸血症和痛风与糖尿病、高血压病、心血管疾病、慢性肾病等密切相关，是上述疾病发生、发展的独立危险因素，也直接导致了患者长期生活质量下降和寿命的缩短。目前痛风已成为威胁人类健康的重要疾病。

第一节　痛风的临床表现及诊断

一、痛风的临床表现

痛风最重要的表现是痛风性关节炎。痛风性关节炎常有如下特点：

（1）突发的关节急性炎症：关节局部出现红、肿、热、痛。

（2）疼痛剧烈，难以忍受，常因疼痛影响入睡。

（3）关节怕按压，关节炎症消退后局部常有脱屑。

（4）受累关节为非对称性，下肢关节多见，尤其是足部第一跖趾关节最易受累，75%的患者首次发病时症状出现于该部位。

（5）大多数情况下，关节的急性炎症消退快，病程为7～10天，常不遗留关节畸形。

（6）发作间歇期可无症状，但少数慢性痛风患者病情延绵不断，反复发作，无明显间歇期。

二、痛风的诊断及分类

（一）痛风的诊断

痛风的诊断主要依靠症状、体征及辅助检查结果。

1. 症状

（1）突发关节红肿、疼痛剧烈，累及肢体远端单关节，特别是第一跖趾关节多见，常于24小时左右达到高峰，数天至数周内自行缓解。

（2）早期试用秋水仙碱可迅速缓解症状。

（3）饱餐、饮酒、过劳、局部创伤等为常见诱因。

（4）上述症状可反复发作，间歇期无明显症状。

（5）随病程迁延，受累关节可持续肿痛，活动受限。

（6）可有肾绞痛、血尿、尿排结石史或腰痛、夜尿增多等症状。

2. 体征

（1）急性单关节炎表现，受累关节局部皮肤紧、红肿、灼热，触痛明显（图1-1）。

（2）部分患者体温升高。

（3）间歇期无体征或仅有局部皮肤色素沉着、脱屑等。

（4）耳郭、关节周围皮下可见痛风石（图1-2），破溃时有白色粉末状或糊状物溢出，经久不愈。

（5）慢性期受累关节持续肿胀、压痛，并出现畸形甚至骨折。

（6）可伴水肿、肾区叩痛等。

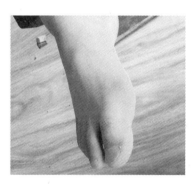

图1-1 痛风性关节炎第一跖趾关节红肿

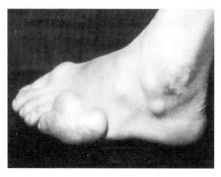

图1-2 痛风石形成

3. 辅助检查

(1) 血尿酸的测定：以尿酸氧化酶法应用最广。血尿酸正常值男性为 $210 \sim 416\ \mu mol/L$（$35 \sim 70$ mg/L）；女性为 $150 \sim 357\ \mu mol/L$（$25 \sim 60$ mg/L），绝经期后接近男性。血液中98%的尿酸以钠盐的形式存在，在 37 ℃、pH 值为 7.4 的生理条件下，尿酸盐溶解度约为 64 mg/L，加上尿酸盐与血浆蛋白结合约为 4 mg/L，血液中尿酸盐饱和度约为 70 mg/L。血尿酸大于等于 $416\ \mu mol/L$（70 mg/L）为高尿酸血症。由于血尿酸受多种因素影响，存在波动性，应反复测定。当血尿酸持续高浓度或急剧波动时，呈过饱和状态的血尿酸就会结晶沉积在组织中，引起痛风的症状和体征。此外，影响尿酸溶解度的因素，如雌激素水平下降、尿酸与血浆蛋白结合减少、局部温度和 pH 值降低等，也可促使尿酸盐析出。然而在血尿酸水平持续增高者中，仅有10%左右罹患痛风，大多数患者仅存在无症状性高尿酸血症；而少部分痛风患者在急性关节炎发作期血尿酸在正常范围，这既说明痛风发病原因较为复杂，也说明高尿酸血症和痛风是应该加以区分的两个概念。

(2) 尿尿酸的测定：低嘌呤饮食 5 天后，留取 24 时尿，采用尿酸氧化酶法检测，正常水平为 $1.2 \sim 2.4$ mmol（$200 \sim 400$ mg）。大于 3.6 mmol（600 mg），为尿酸生成过多型，仅占少数；多数小于 3.6 mmol（600 mg），为尿酸排泄减少型。实际上不少患者同时存在生成增多和排泄减少两种缺陷。通过尿尿酸测定，可初步判定高尿酸血症的分型，有助于降尿酸药物的选择及鉴别尿路结石的性质。

(3) 影像学检查：针对痛风的影像学检查，以往主要依靠 X 线摄影，阳性表现多见于有骨质破坏的患者。X 线片上可见受累关节有圆形或不整齐的穿凿样、虫蚀样透亮缺损（图 1-3）。

针对痛风的诊断，目前有更直观的关节超声（图 1-4）、能谱 CT 及双能 CT（图 1-5）、MRI（磁共振）等检查，能及早发现沉积在关节及组织的尿酸盐结晶，有助于痛风的诊断及鉴别诊断。因 MRI 检查费用较昂贵，临床使用受到一定限制。随着高分辨率超声的发展，双能 CT 与超声对痛风的诊断价值目前认为是相当的，但鉴于超声检查方便、经济，使超声检查在痛风的诊断及病情评估中得到广泛的应用。

（二）痛风的分类标准

目前，痛风的诊断主要应用 1977 年美国风湿病学会（ACR）的分类标准：

（1）滑囊液中查见特异性尿酸盐结晶。

（2）痛风石经化学方法或偏振光显微镜检查，证实含有尿酸钠结晶（图 1-6）。

（3）具备下列临床表现、实验室检查结果和 X 线征象等 12 项中 6 项：

1）1 次以上的急性关节炎发作；

2）炎症表现在 1 天内达到高峰；

3）单关节炎发作；

4）患病关节皮肤呈暗红色；

5）第一跖趾关节疼痛或肿胀；

6）单侧发作累及第一跖趾关节；

7）单侧发作累及跗骨关节；

8）有可疑的痛风石；

9）高尿酸血症；

10）X 线摄影显示关节非对称性肿胀；

11）X 线摄影显示骨皮质下囊肿不伴有皮质侵蚀；

12）关节炎症发作期间关节液微生物培养阴性。

符合以上（1）、（2）、（3）中任何一个条件者即可诊断为痛风。确诊有困难时，可试用秋水仙碱做诊断性治疗，如为痛风，患者服秋水仙碱后症状迅速缓解，具有诊断意义。还可考虑使用针刀镜检查协助诊断（图1-7、图1-8）。

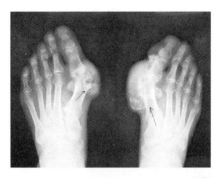

图1-3 痛风性关节炎双足X线片表现

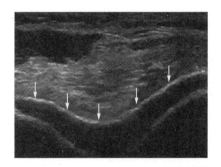

图1-4 痛风性关节炎超声表现：双轨征

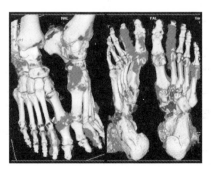

图1-5 痛风性关节炎双能CT表现

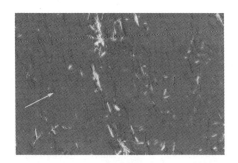

图 1-6　偏振光显微镜下关节液尿酸盐结晶

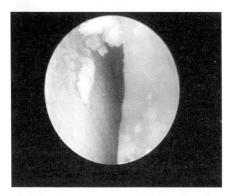

图 1-7　膝关节痛风滑膜尿酸盐沉积

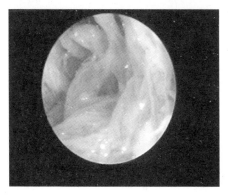

图 1-8　针刀镜下膝关节表面尿酸盐结晶

第二节　痛风的鉴别诊断

由于非专科医生对痛风缺乏认识，在面对一些非典型患者的时候，痛风往往容易被误诊或漏诊。痛风性关节炎是一种常被误诊的疾病。急性期以被误诊为风湿性关节炎为最多，发作间期以被误诊为类风湿关节炎为常见。此外，外科医师常将痛风误诊为丹毒、蜂窝织炎、化脓性关节炎、创伤性关节炎等。在痛风多发地区，常将一些有关节表现的其他疾病误诊为痛风，这些疾病包括：老年人骨质增生症或骨质疏松症引起的关节痛，高尿酸血症合并神经痛风或关节痛综合征等。1991年 Wolfe 等在 9108 名风湿门诊初诊患者中，发现有 164 名（1.8%）非痛风患者被误诊为痛风，其中有风湿性关节炎、假性痛风、纤维组织炎、银屑病关节炎等。对于痛风合并的尿酸性尿路结石，由于结石症可以为痛风的首发症状，故易误诊为单纯尿路结石，而漏诊痛风；痛风结节破溃流出的尿酸盐结晶，容易误诊为骨髓炎或结核性脓肿。因此，痛风的鉴别诊断非常重要。近十余年，国内痛风的发病率有增加趋势，为了防止误诊及漏诊，我们应该熟悉以下内容：

（1）熟悉痛风的临床特征。痛风临床表现有许多特点，熟悉这些特点，是防止漏诊的前提。

（2）了解高尿酸血症的演变。在痛风急性发作期，由于体内肾上腺素的增加会促进尿酸排泄，此时查血尿酸可能在正常范围内，所以不应因血尿酸正常，轻率排除痛风诊断；应该在疼痛间歇期多次检测血尿酸水平，才能反映患者真实血尿酸的情况。

（3）慎重评价干扰炎症过程药物的治疗反应。各种非甾体类抗炎药、糖皮质激素等药物，既可使痛风急性炎症缓解，也可使非痛风性关节炎症状缓解，故不应将用其治疗有效作为痛风的诊断依据。

（4）对于尿路结石患者应排除潜在性痛风。多发性或复发性的尿路结石，可能为痛风的首发症状，注意复查血尿酸，必要时做 24 小时尿尿酸定量，以防痛风漏诊。

（5）重视 X 线片上的特征表现。痛风患者有的骨关节 X 线影像呈穿凿样或虫蚀样改变，具有较大的特征性，对于罹患痛风数年的患者，阳性率较高，据此可以与上述需要鉴别的关节病变进行鉴别。

（6）尽量进行尿酸盐特征性检查。用关节滑囊液或痛风结节内容物做尿酸盐晶体检查的阳性率极高，国内病例报告做该项检查者较少，值得大力提倡。

（一）急性期的鉴别诊断

1. 急性风湿性关节炎

急性风湿性关节炎病前有 A 族溶血性链球菌感染史，病变主要侵犯心脏和关节。该病下述特点可与痛风鉴别。

（1）青少年多见。

（2）起病前 1～4 周常有溶血性链球菌感染，如咽炎、扁桃体炎病史。

（3）常侵犯膝、肩、肘、踝等关节，并且具有游走性、对称性。

（4）常伴有心肌炎、环形红斑和皮下结节等表现。

（5）抗溶血性链球菌抗体升高，如 ASO 大于 500 U，抗链激酶（链球菌激酶）大于 80 U，抗透明质酸酶大于 128 U。

（6）水杨酸制剂治疗有效。

（7）血尿酸含量正常。

2. 假性痛风

假性痛风由焦磷酸钙沉积于关节软骨引起，尤以 A 型急性发作时，表现与痛风酷似。假性痛风有下述特点：

（1）老年人多见。

（2）病变主要侵犯膝、肩、髋等大关节。

（3）X线摄影见关节间隙变窄和软骨钙化灶呈密点状或线状，无骨质破坏改变。

（4）血清尿酸含量往往正常。

（5）滑液中可查见焦磷酸钙单斜或三斜晶体。

（6）秋水仙碱治疗效果较差。

3. 化脓性关节炎

化脓性关节炎主要为金黄色葡萄球菌感染所致，与痛风的鉴别要点如下：

（1）可发现原发感染病灶。

（2）多发生在重大关节如髋、膝关节，并伴有高热、寒战等症状。

（3）关节腔穿刺液为脓性渗出液，涂片镜检可见革兰阳性葡萄球菌和培养出金黄色葡萄球菌。

（4）滑液中无尿酸盐结晶。

（5）抗感染治疗有效。

4. 外伤性关节炎

（1）有关节外伤史。

（2）受累关节固定，疼痛无游走性。

（3）滑液中无尿酸盐结晶。

（4）血清尿酸不高。

5. 淋菌性关节炎

淋菌性关节炎急性发作侵犯趾关节与痛风相似，但有下述特点：

（1）有冶游史或淋病表现。

（2）滑液中可查见淋病奈瑟菌或细菌培养阳性，无尿酸结晶。

（3）青霉素和环丙沙星（环丙氟哌酸）治疗有效。

（二）慢性期的鉴别诊断

1．类风湿关节炎

类风湿关节炎常呈慢性病程，约10％病例在关节附近有皮下结节，易与不典型痛风混淆。但本病具有以下特点：

（1）指趾小关节常呈对称性梭形肿胀，与单侧不对称的痛风性关节炎截然不同。

（2）X线摄影显示关节面粗糙，关节间隙变窄，有时部分关节面融合，骨质普遍疏松，但无骨皮质缺损性改变（图1－9、图1－10）。

（3）活动期类风湿因子阳性，关节液无尿酸盐结晶查见。

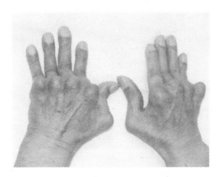

图1－9　类风湿关节炎双手畸形

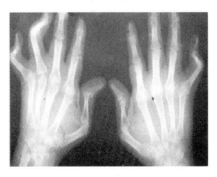

图1－10　类风湿关节炎关节X线表现

2．银屑病性关节炎

银屑病性关节炎亦以男性多见，常非对称性地侵犯远端指趾关节，且0.5％患者血尿酸含量升高，故需与痛风鉴别。其鉴别要点如下：

（1）多数患者关节病变发生于银屑病之后。

（2）病变多侵犯指趾关节远端，半数以上患者伴有指甲增厚凹陷呈脊形隆起。

（3）X线摄影可见严重的关节破坏，表现为关节间隙增宽，指趾末节骨端骨质吸收缩短（图1－11、图1－12）。

（4）关节症状随皮损好转而减轻或随皮损恶化而加重。

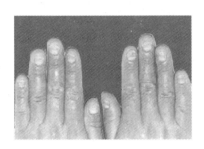

图1－11　银屑病关节炎

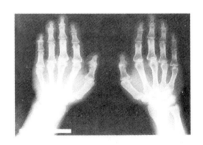

图1－12　银屑病关节炎X线表现

3．结核变态反应性关节炎

结核变态反应性关节炎由结核分枝杆菌感染引起的变态反应所致，其表现如下：

（1）常先累及小关节，逐渐波及大关节，且有多发性、游走性的特征。

（2）患者体内有活动性结核病灶。

（3）可有急性关节炎病史，也可仅表现为慢性关节痛，但无关节强直畸形。

（4）关节周围皮肤常有结节红斑。

（5）X线摄影显示骨质疏松，无骨皮质缺损性改变。

（6）滑液可见较多单核吞噬细胞，但无尿酸盐结晶。

（7）结核菌素试验呈强阳性，抗结核治疗有效。

第二章 痛风的发病机制、临床分型及治疗

尿酸是体内嘌呤代谢的终产物，人类因在进化中失去尿酸氧化酶，导致血尿酸水平高于其他哺乳动物而更易形成高尿酸血症和罹患痛风。本章主要介绍痛风的可能发病机制、最新临床分型以及临床治疗情况。

第一节 痛风的发病机制

一、痛风发病的生理遗传机制

高尿酸血症是痛风发病最重要的生化基础，主要源于嘌呤代谢紊乱及肾脏尿酸排泄障碍。结合现有研究，本章将痛风的主要可能发病机制总结为以下几个方面。

（一）嘌呤代谢紊乱

人体内嘌呤有两个来源。

1. 外源性

外源性嘌呤来源于食物，占体内尿酸来源的 20%。由于食物中摄入的嘌呤在体内几乎都转变成尿酸，因此高嘌呤饮食可使血尿酸浓度增高。

2. 内源性

内源性嘌呤占体内尿酸来源的 80%，是体内尿酸生成增多

的首要因素。其机制包括嘌呤生物合成增多和分解加速，可分为原发性尿酸生成增多和继发性尿酸生成增多。原发性尿酸生成增多的主要因素是酶的缺陷。酶缺陷的部位可能有：

（1）磷酸核糖焦磷酸合成酶活性增高。

（2）磷酸核糖焦磷酸酰基转移酶的浓度或活性增高。

（3）次黄嘌呤－鸟嘌呤磷酸核糖转移酶部分缺乏，使鸟嘌呤转变为鸟嘌呤核苷酸及次黄嘌呤转变为次黄嘌呤核苷酸减少，以致对嘌呤代谢的负反馈作用减弱。

（4）黄嘌呤氧化酶活性增加等。

以上这些酶的缺陷均可导致尿酸生成增多。

继发性尿酸生成增多，包括细胞转换增加、嘌呤核苷酸分解加速和酶的缺陷：

（1）细胞转换增加常由血液病、恶性肿瘤、银屑病等疾病导致体内核酸合成和分解增强，导致血尿酸水平升高。

（2）嘌呤核苷酸分解加速常由细胞毒性药物短时间内大量破坏细胞导致细胞核裂解，导致核酸分解加速，从而使尿酸生成增多。

（3）酶的缺陷主要为次黄嘌呤－鸟嘌呤磷酸核糖转移酶完全缺乏和葡萄糖－6－磷酸酶缺乏，分别由 icech－X－伴性 Nyhen 综合征和糖原贮积症 I 型所致。

（二）尿酸排泄障碍

正常人体内尿酸池约为 1200 mg，转换率为 60%，即每天产生并排出 750 mg，达到动态平衡。其中 1/3 由大肠中的细菌分解，2/3 由肾脏排泄。正常人尿中的尿酸低于 600 mg/d（5 天限制嘌呤饮食，普通饮食时尿尿酸低于 1000 mg/d）。原发性痛风尿酸清除过少约占患者的 90%，继发性痛风所占比例要少一些。生理学及药理学的研究结果发现，肾脏尿酸盐转运的经典模式为：肾小球的滤过、肾小管的重吸收、肾小管的分泌、分泌后肾小管的重吸收。凡是影响上述 4 个过程的因素，都会影响肾脏对尿酸的排出。

1. 肾小球

肾小球的滤过减少导致的高尿酸血症主要见于慢性肾疾病引起的肾衰竭，还有肾排尿酸阈值增高，原因未明。

2. 肾小管

尿酸盐在肾脏经过肾小球的滤过、滤过后肾小管的重吸收、吸收后肾小管的再分泌、分泌后肾小管的再吸收等复杂的过程。尿酸因带负电荷而不能自由通过细胞膜的脂质双层，肾小管对尿酸的排泄依赖于一系列的转运蛋白。肾小管尿酸排泄减少与一些尿酸盐转运蛋白有关，如 SLC2A9、SLC22A12 等参与近曲肾小管对尿酸盐的主动分泌和重吸收，其异常与基因变异有关。肾小球滤过的尿酸 98％以上被近端肾小管重吸收然后再分泌，故肾小管是影响尿酸排泄量最重要的因素。

（三）遗传因素

自古就发现痛风具有家族遗传倾向。原发性痛风患者中有 10％～20％有阳性家族史，且发病年轻化，病情更严重。痛风多为常染色体显性遗传，但外显性不完全。高尿酸血症的遗传变异性更大，可能为多基因。全基因组扫描（GWAS）的应用，发现多种痛风的易感基因，有望进一步了解痛风的遗传机制。

二、痛风症状的发病机制

（一）急性痛风性关节炎发病机制

痛风的临床发病机制十分复杂，痛风的发作主要表现为痛风性关节炎。单钠尿酸盐（MSU）的沉积是痛风急性发作的根本原因。当血尿酸浓度超过 70 mg/L 或 0.41 mmol/L 时，血浆尿酸就呈饱和状态（在 pH 值 7.4，温度 37 ℃及血清钠正常情况下）。针形单钠尿酸盐析出，在某种刺激下（目前机制不详）引发关节部位的中性粒细胞、巨噬细胞、滑膜细胞等聚集，释放多种促炎症细胞因子和趋化因子，如 IL-1β、TNF-α、IL-8 等，从而诱导大量的中性粒细胞浸润到关节腔，并刺激中性粒细胞激活，介导严重的炎症反应。尿酸盐晶体沉积于周围组织，在感染、高嘌呤饮食、疲劳等因素下诱发急性痛风发作。另外，在口服降尿酸药物治疗过程中，患者血尿酸浓度波动，沉积的单尿酸钠盐晶体溶解，亦可诱发急性痛风发作。

尿酸盐结晶可能通过以下两个机制诱发急性痛风性关节炎发作。

1. 传统途径

尿酸盐结晶作为调理素和吞噬颗粒诱发吞噬细胞的一系列吞噬反应，如溶酶体溶解、呼吸爆发和炎性介质释放。

2. 特异途径

尿酸盐结晶通过膜插入和膜糖化蛋白交联与脂质膜蛋白直接作用，激活 G 蛋白、磷脂酶 C 和 D 等信号通路，进而诱导单核细胞白细胞介素-8（interleukin，IL-8）的表达，IL-8 在中性粒细胞聚集中发挥重要作用。痛风动物实验模型中发现单核细胞和肥大细胞参与了炎症早期阶段。肥大细胞在补体、IL-1 作用下释放炎性介质组胺，增加血管通透性；分化程度低的单核吞噬细胞吞噬尿酸盐结晶后合成肿瘤坏死因子和激活内皮细胞。单核细胞在促进痛风急性发作中发挥重要作用。血管内皮细胞受到炎性细胞因子——肿瘤坏死因子-α，IL-1 及趋化因子 IL-8 等刺激后其表面表达黏附分子-E 选择素，血管内皮细胞可通过这些黏附因子与中性粒细胞黏附并进入组织中，而后中性粒细胞侵入，向炎症部位游走，导致发病。

（二）慢性痛风性关节炎及痛风石的形成机制

在 30 ℃时，尿酸盐的溶解度降低为 40 mg/L，针形单钠尿酸盐容易在无血供（如软骨）或血供相对少的组织（如肌腱、韧带）沉积，这些部位包括肢体远端的关节及像耳郭等温度较低的组织。病情严重及患病时间长的患者，单钠尿酸盐结晶可在中央大关节及实质性器官如肾脏中沉积，形成痛风石及尿酸盐结石。痛风石是单钠尿酸盐结晶聚集物，初期仅表现为尿酸盐晶体沉积，导致关节炎反复发作；中期大到可以在关节的 X 线片中出现时，表现为"穿凿样"病变；较后期表现为皮下结节，可肉眼观察到或用手触摸到。

（三）痛风性肾病的发病机制

痛风患者肾脏病变分为 3 种类型：

（1）尿酸盐晶体沉积在肾脏髓质和肾乳头间质，其周围包绕着单核吞噬细胞，称为尿酸盐肾病。临床上一般表现为肾小管性炎症、间质性肾炎，病情较轻，进展缓慢。

（2）尿酸盐结晶沉积在远曲小管和集合管，导致近曲小管扩张和萎缩，形成肾结石。其形成与尿酸盐浓度及尿尿酸浓度有关。

（3）急性梗阻性肾病，是由于大量的尿酸盐晶体沉积在肾间质及肾小管内，肾小管腔被堵塞，引起少尿性肾衰竭。主要见于继发性高尿酸血症，如严重高尿酸血症患者服用降尿酸药物、肿瘤患者服用化疗药物后大量细胞坏死时。由于痛风患者尿 pH 值降低，容易形成尿酸结石。因此，碱化尿液可促进尿酸排泄，防止尿酸结石形成。

第二节　痛风的分型及分期

一、痛风的分型

按照病因，痛风分为原发性痛风和继发性痛风。原发性痛风多为体内酶的缺陷所致，这类痛风的病因治疗很困难。继发性痛风常为肾脏疾病、肿瘤化疗等所致，通过相应的病因治疗，可获一定疗效。痛风往往并发多种并发症，如代谢综合征、高血压病、糖尿病、心血管疾病、肾功能不全等。这些并发症与痛风有着复杂的联系，例如肾衰竭和胰岛素抵抗会使血清尿酸水平增高，加重痛风，而长期高尿酸血症则加速了高血压病、代谢综合征和肾功能不全的病程进展。法国的 Richette 教授等为了研究痛风及其并发症之间的关系做了荟萃分析（Meta 分析），将痛风分为 5 种类型：单纯性痛风、痛风并发肥胖、痛风并发糖尿病、痛风并发代谢综合征、痛风并发心血管疾病和肾病。

二、痛风的临床分期

按照痛风的自然病程可分为无症状的高尿酸血症期、急性期、间歇期、痛风石及慢性关节炎期、痛风性肾病及尿酸性肾病期。

1. 无症状的高尿酸血症期

仅有波动性或持续性高尿酸血症，从血尿酸增高至症状出现的时间可长达数年至数十年，有些患者可终身不出现症状。但随着年龄的增长，痛风的患病率增加，并与高尿酸血症的水平和持续时间有关。

2. 急性期

发病前可无任何先兆。诱发因素有饱餐饮酒、过度疲劳、精神紧张、关节局部损伤、手术、受冷受潮等。夜间发作的急性单关节炎通常是痛风的首发症状，表现为凌晨关节痛而惊醒、进行性加重、剧痛如刀割样或咬噬样，疼痛于24～48 小时达到高峰。关节局部发热、红肿，有明显触痛，酷似急性感染。首次发作的关节炎多于数天或数周内自行缓解。首次发作多为单关节炎，60％～70％首发于第一跖趾关节，在以后病程中，90％患者反复该部位受累。足弓、踝关节、膝关节、腕关节和肘关节等也是常见发病部位。可伴有全身表现，如发热、头痛、恶心、心悸、寒战等不适并伴白细胞升高，红细胞沉降率（血沉）增快。

3. 间歇期

急性关节炎发作缓解后，一般无明显后遗症状，有时仅有发作部位皮肤颜色加深，呈暗红色或紫红色，脱屑、发痒，称为无症状间歇期。多数患者在初次发作后出现 1～2 年的间歇期，但间歇期长短差异很大，随着病情的进展，间歇期逐渐缩短。如果不进行防治，每年发作次数增多，症状持续时间延长，以致不能完全缓解，且受累关节增多，少数患者可有骶髂关节、胸锁关节或颈椎等部位受累，甚至累及关节周围滑囊、肌腱、腱鞘等处，症状渐趋不典型。

4. 痛风石及慢性关节炎期

尿酸盐反复沉积使局部组织发生慢性异物样反应，沉积物周围被上皮细胞、巨噬细胞包绕，纤维组织增生，形成结节，称为痛风石。痛风石多在起病 10 年后出现，是病程进入慢性期的标志，可见于关节内、关节周围、皮下组织及内脏器官等。典型部位在耳郭，也常见于足趾、手指、腕、踝、肘等关节周围，隆起于皮下，外观为芝麻大到鸡蛋大的黄白色赘生物，表面菲薄，破溃后排出白色粉末状或糊状物，经久不愈，但较少继发感染。当痛风石发生于关节内，可造成关节软骨及骨质的侵蚀破坏、增生，关节周围组织纤维化，出现持续关节肿痛、强直、畸形，甚至骨折，称为痛风石性慢性关节炎。

5. 痛风性肾病及尿酸性肾病期

痛风性肾病起病隐匿，早期仅有间歇性蛋白尿，随着病情的发展而呈持续性，伴有肾浓缩功能受损时夜尿增多，晚期可发生肾功能不全，患者表现为水肿、高血压、血尿素氮和肌酐升高。少数患者表现为急性肾衰竭，出现少尿或无尿。10％～25％的痛风性肾病患者肾有尿酸结石，呈泥沙样，常无症状，结石较大者可发生肾绞痛、血尿。当结石引起梗阻时导致肾积水、肾盂肾炎、肾积脓或肾周围炎，感染可加速结石的增长和肾实质的损害。

第三节　痛风的治疗

痛风的治疗分为药物治疗和非药物治疗及并发症的治疗。痛风的治疗需遵循一定的原则：

（1）尽可能减少痛风急性发作，减轻痛苦。

（2）防止高尿酸血症和痛风的慢性并发症，如关节破坏、肾功能不全等，提高生活质量和延长寿命。

（3）实现血尿酸达标：血尿酸低于 357 $\mu mol/L$ 是所有高尿酸血症和痛风患者的初级目标；有痛风石的患者，血尿酸目标为低于 300 $\mu mol/L$；血尿酸低于 240 $\mu mol/L$ 更有利于痛风石的溶解。

（4）防止高尿酸血症对血压、动脉粥样硬化、血糖、血管内皮、脂肪肝、心脑血管疾病的影响。并积极控制相关并发症。

同时，痛风治疗前最好能完善以下一些检查：

（1）$HLA-B5801$ 基因筛查：此基因阳性，个体发生别嘌醇超敏反应的概率大，因此打算应用别嘌醇降尿酸治疗前需要查 $HLA-B5801$ 基因，一旦阳性，应避免服用别嘌醇；而结果阴性并不能排除患者不会对此类药过敏。

（2）泌尿系统 B 超检查：明确有无泌尿系统结石及多囊肾、马蹄肾、较大肾囊肿、肾积水等，一旦有这些情况，不适合服用促进尿酸排泄的药物，如苯溴马隆。

（3）肝功能、肾功能、血脂、血糖检查：可指导降尿酸药物的选择和用量，同时治疗高尿酸血症和痛风的并发症，如血脂异常、糖尿病、脂肪肝。

（4）尿常规：明确有无蛋白尿、血尿、低密度尿（低比重尿），了解尿 pH 值，观察有无肾脏损伤及是否需要服用碱化尿液的药物。

（5）24 小时尿酸排泄量或尿酸排泄分数检查：进行高尿酸血症的病因分型，决定是选择抑制尿酸合成的药物还是促进尿酸排泄的药物。

（6）监测血压：协助诊断是否合并高血压病或者判断原有高血压的控制情况，指导抗高血压药（降压药）的选择。

（7）血常规检查：了解是否存在白细胞、血小板减少及减少的程度，指导降尿酸药物的选择。

（8）关节的影像学检查：如 X 线、CT、MRI、双源 CT、超声、关节镜等检查，以明确关节及骨骼的损伤程度，痛风石沉积的部位、体积及治疗后的变化。

（9）相关并发症筛查：如心脏彩超、颈动脉彩超、糖化血红蛋白、心肌损伤标志物等检查。

一、痛风的非药物治疗

痛风的非药物治疗主要包括以下几点内容：

（1）低嘌呤、碱性饮食，减轻体重。

（2）戒烟、戒酒。

（3）适宜多量饮水，促进尿酸排泄。

（4）避免过度劳累和精神紧张。

（5）避免使用升高尿酸的药物，如利尿剂及阿司匹林等。

（6）微创治疗：微创治疗是目前内科治疗的延伸，通过小切口切除体表痛风石，可以防止关节畸形及缩短降尿酸的时间。沉积于关节内的尿酸盐结晶是痛风性关节炎反复发作的重要诱因，传统治疗无法及时清除这些尿酸盐结晶，通过内镜下清除沉积于关节软骨及滑膜的尿酸盐结晶可以减少关节内的刺激，减少痛风的发作，同时可以减少体内尿酸池的尿酸容量，对降尿酸治疗起到促进作用，减少药物的使用剂量及不良反应。

二、痛风的药物治疗

（一）急性期的治疗

痛风急性期以消炎镇痛、缓解症状为主。我国痛风指南中推荐的一线药物是秋水仙碱和非甾体类抗炎药（NSAIDs）。美国风湿病学会（ACR）和欧洲抗风湿病联盟（EULAR）推荐的一线药物多了一项糖皮质激素。急性发作时镇痛药的选择，三者并无优先，可以根据相关禁忌证、先前治疗反应史选择用药。美国有学者曾经回顾了 30 项随机对照研究，得出的结果是：NSAIDs、糖皮质激素、秋水仙碱、促肾上腺皮质激素（ACTH）和卡纳单抗治疗急性痛风均有效。

急性期的治疗，应根据患者的共存疾病以及药物不良反应的风险进行综合考虑，包括小剂量秋水仙碱（每天最大剂量 2 mg）、非甾体类抗炎药和（或）糖皮质激素（关节腔内注射、口服或肌内注射）。其中口服和肌内注射糖皮质激素的证据强度远远强于关节腔内注射糖皮质激素；选择性环氧化酶－2（COX－2）抑制剂与非选择性非甾体类抗炎药（NSAIDs）的疗效差异无统计学意义。

痛风急性期药物选择推荐首选一线药物。秋水仙碱首剂 2 片，1 小时后附加 1 片，12 小时后使用 1 片，疗程 7～10 天，但现在临床多采用小剂量，如每日 1 片或每日 2 片；NSAIDs 也是痛风急性期首选用药；糖皮质激素适用于肾功能不好的患者，可采用口服、肌内注射、静脉注射或关节腔内注射等多种方式，推荐起始剂量为 0.5 mg/kg，维持 2～5 天，在 7～10 天内逐步减停。对于上述三种药物初始单药治疗无效的患者，可以考虑更换其中另一种药物或者联合用药。如仍然无效的患者，鉴于IL-1β在急性发作中发挥着重要作用，可选用 IL-1 拮抗剂进行治疗。同时也可尝试抗肿瘤坏死因子-α拮抗剂控制炎症反应。

（二）间歇期与慢性期治疗

痛风间歇期与慢性期治疗主要以规范治疗为主，即持续血尿酸达标治疗。血尿酸达标治疗是稳定期痛风患者的治疗目标，即血尿酸水平低于 357 μmol/L（60 mg/L），但对于痛风石患者，血尿酸水平应降至 238 μmol/L（40 mg/L）以下，在此水平下不仅可以消除体内的尿酸盐结晶，缩小或溶解痛风石，甚至可终止痛风发作，而且可以阻止关节局部结构的破坏。

降尿酸治疗时机：痛风发作缓解后 1~6 周开始降尿酸；存在无症状高尿酸血症，有痛风家族史或尿酸性肾病者，血尿酸大于 535 μmol/L（90 mg/L），也应降尿酸。

目前，国内可选用的降尿酸药有别嘌醇（别嘌呤醇）、苯溴马隆（立加利仙）及非布司他（优立通）。对于初次使用别嘌醇的患者一定要警惕超敏反应的发生，尤其是过敏体质、与利尿剂联用或 $HLA-B5801$ 阳性的患者；肾功能不全的患者需根据肌酐清除率来调整用量。因此，临床应用别嘌醇要特别小心，一般从小剂量起始，采用滴定给药的方式逐步加量。而非布司他不存在这种问题，轻中度肾功能不全的患者不需调整用药剂量。苯溴马隆适用于没有肾结石的所有高尿酸血症患者。对于难治性痛风患者，可用黄嘌呤氧化酶抑制剂和促进尿酸排泄的药物联合治疗。间歇期与慢性期治疗，降尿酸治疗不仅仅要达标，而且要维持达标。

（三）痛风的预防性治疗

降尿酸过程中尿酸过度快速波动可诱发痛风发作或炎症加重。痛风发作时，正服用降尿酸药物者不应停用，未用者暂不加用。痛风发作时同时给予秋水仙碱或 NSAIDs 可预防痛风的发作。对于无痛风石患者，血尿酸达标后一般进行预防性治疗 3 个月，有痛风石患者血尿酸达标后应预防性治疗 6 个月。预防性治疗的药物仍然是急性期的用药：秋水仙碱（1 片，每日 1 或 2 次），或低剂量 NSAIDs。如对秋水仙碱和 NSAIDs 都不耐受，或有禁忌证或无效者，可选用低剂量泼尼松（<10 mg/d）。

三、痛风并发症及合并症治疗

痛风常伴有高脂血症、高血压病、糖尿病、动脉硬化及冠心病等。高尿酸血症是高血压病、急性心肌梗死、脑卒中和所有心血管事件的独立危险因素，与肾脏疾病关系密切，与糖耐量减低和糖尿病发病具有因果关系，与高甘油三酯（三酰甘油）血症有相关性，和代谢综合征密切相关，故对痛风及高尿酸血症并发症的管理和治疗非常重要。

（一）痛风性肾病的治疗

1. 急性尿酸性肾病

急性尿酸性肾病即由于大量尿酸结晶广泛阻塞肾小管腔，导致尿流梗阻而产生急性肾衰竭症状。一般原发性痛风或高尿酸血症引起该病的可能性小，继发引起的可能性大，常见于白血病、淋巴瘤患者化疗期间（即发生肿瘤溶解综合征），也可见于其他恶性肿瘤、癫痫发作后、高温下剧烈运动后、血管造影、冠状动脉旁路移植手术后，患者表现为少尿，甚至无尿、肾功能异常。应当及时早期发现高尿酸血症，进食低嘌呤饮食，多饮水，口服碱性药物如碳酸氢钠等；避免应用使血尿酸升高的降压药物；若为肿瘤放化疗患者，应同时服用抑制尿酸合成的药物、使用尿酸氧化酶治疗，避免使用促进尿酸排泄的降尿酸药物。如果已经发生肾衰竭，应及时按急性肾衰竭治疗：通过血液净化、CRRT以及血液灌流清除炎性介质、稳定细胞膜，必要时可临时使用糖皮质激素、改善肾血流量，可用前列地尔等，并定期监测血尿酸、尿尿酸、肾功能等。

2. 痛风性慢性肾损害

尿酸盐晶体在肾脏髓部和锥体间质处沉积，导致肾小管－间质性肾炎，引起肾小管萎缩变形、间质纤维化，甚至肾小球缺血性硬化。临床上可分为四种类型：

（1）无临床表现的痛风性肾病：无肾脏病临床症状，尿常规检查正常，肾功能正常，临床上难以确诊，确诊依赖肾穿刺病理活检结果。

（2）早期痛风性肾病：该期的主要临床表现为间歇性微量蛋白尿、夜尿增多、尿比重（相对密度）降低。

（3）中期痛风性肾病：该期的主要表现为蛋白尿变为持续性，尿中出现红细胞或管型；患者出现轻度水肿及低蛋白血症；出现高血压、腰酸、乏力、头昏、头痛等症状；肾功能轻至中度减退。

（4）晚期痛风性肾病：患者最突出的表现为肾功能不全加重，表现为尿量逐渐减少，尿素氮、肌酐进行性升高；出现明显的氮质血症，甚至可发展为尿毒症。

治疗上应及时早期发现高尿酸血症，进食低嘌呤饮食、多饮水，口服碱性药物如碳酸氢钠、口服降血尿酸药物、服用抑制尿酸合成的药物，避免使用促进尿酸排泄的降尿酸药物等，长期维持血尿酸在正常范围，维持血尿酸低于 $360\ \mu mol/L$，定期监测血尿酸、尿尿酸、肾功能等。若出现肾损害，是降尿酸药物治疗的指征，应选用别嘌醇、非布司他，同时应碱化尿液并保持尿量。如需利尿时，避免使用影响尿酸排泄的噻嗪类利尿剂及呋塞米、依他尼酸（利尿酸）等。如果出现肾功能不全，可行透析治疗，必要时可做肾移植。

（二）痛风合并高血压的治疗

血尿酸高于 416 $\mu mol/L$ 的人群发生的高血压风险与血尿酸低于297 $\mu mol/L$ 的人群相比，增加 63%。治疗上应改善生活习惯、控制饮食、适量摄入蛋白质，蛋白质摄入量过多会使嘌呤合成增加，并且蛋白质代谢产生含氮物质，可引起血压波动。牛奶、鸡蛋不含核蛋白，含嘌呤很少，可作为首选蛋白质的来源。应改善动物性食物结构，减少摄入含脂肪高的猪肉，增加摄入含蛋白质较高而脂肪较少的禽类及鱼类。限制盐的摄入量、限制高脂肪及高胆固醇食物，避免超重或肥胖，增加含钾丰富食物的摄入。富含钾的食物进入人体，有对抗钠引起的升压和血管损伤的作用，促进尿液中的尿酸溶解，减少尿酸沉淀，增加尿酸排出量，防止尿酸性结石形成。早期积极控制血尿酸。

（三）痛风合并糖尿病的治疗

通常高尿酸血症或痛风患者，部分存在胰岛素抵抗，故血糖值也会比较高，出现糖耐量减低，甚至合并糖尿病。尿酸可能通过两种途径对胰岛素抵抗产生影响，一是减少 NO 介导的血管收缩，从而使血糖吸收受损；二是直接升高氧分压造成促炎反应，导致胰岛素抵抗。尿酸沉积于胰岛可导致胰岛 B 细胞（β 细胞）功能损害，诱发和加重胰岛素抵抗，引起糖代谢紊乱。

治疗上给予低嘌呤、低脂饮食，适当运动，控制饮食，减轻体重，多饮水、碱化尿液，降血尿酸、血糖治疗，积极控制血尿酸，维持血尿酸低于357 $\mu mol/L$。降尿酸治疗可提高胰岛素敏感性，改善代谢综合征的其他症状，如高血压、高血脂、肥胖以及高血糖等。

若已合并糖尿病，应尽可能选择降低或不影响血胰岛素水平的降糖药物，并遵照以下原则：

（1）首选胰岛素增敏剂、双胍类药物，可选 α－葡萄糖苷酶抑制剂，尽量不选胰岛素促泌剂或胰岛素。

（2）若必须选择胰岛素促泌剂，最好选择格列苯脲（格列美脲），该药的胰外作用最强，达到同样的降糖效果所需内源性胰岛素量最少。建议与双胍类或胰岛素增敏剂联合应用，进一步减少内源性胰岛素用量。

（3）若必须选择外源性胰岛素治疗，最好与胰岛素增敏剂、双胍类或α-葡萄糖苷酶抑制剂联合应用，以减少胰岛素的用量。

（四）痛风合并高脂血症的治疗

痛风患者大多较为肥胖，且日常饮食上偏向摄取高脂肪、高热量的食物，因此体内的中性脂肪含量都相当高，胆固醇值通常也都超过正常标准，故易合并高脂血症。治疗上给予低脂肪、低嘌呤饮食，多饮水，控制体重，适当运动，早期降血脂，降尿酸治疗。可选择有一定降尿酸作用的降脂药物，如非诺贝特、阿托伐他汀、降酯酰胺等。若同时有高血压病、糖尿病，要进行正规降压、降糖治疗。

（五）痛风合并肥胖的治疗

痛风合并肥胖的治疗包括：①控制饮食；②加强运动：练习匀速步行、散步、游泳、骑自行车、打太极拳、练气功等。③改善生活方式：甜食含糖量高，可在体内转化成脂肪，引起血脂升高及肥胖，故要控制热量摄入。

为使体重达到理想体重，可适当多摄入高纤维食物，如糙米、标准粉、玉米、小米等，对防治高血压及痛风有利。少吃葡萄糖、果糖及蔗糖，包括糖果、甜点、含糖饮料。戒烟、戒酒、多饮水、多吃新鲜蔬菜。新鲜蔬菜为碱性食物，含嘌呤极少，但香菇、蘑菇等除外。

（六）痛风合并动脉硬化的治疗

肥胖体型的个体，体内蓄积过多的脂肪，容易使动脉硬化，从而引起高血压。动脉硬化发生在颈部、颅内血管，可出现头痛、头昏、眼花、四肢发麻，严重的患者可出现脑出血、脑梗死，表现为意识丧失、偏瘫，甚至死亡等。治疗上给予低脂肪、低嘌呤饮食，多饮水，控制体重，早期降血脂、降血尿酸（维持血尿酸低于 357 μmol/L），口服碳酸氢钠碱化尿液，必要时口服软化血管药物。

（七）痛风合并脑血管疾病的治疗

血尿酸大于 416 μmol/L（70 mg/L）是脑卒中的独立危险因素，痛风患者可出现颈动脉硬度增加、弹性降低，提示痛风患者存在早期血管损伤。治疗上给予健康饮食、戒烟、坚持运动和控制体重，并积极控制与高尿酸血症相关的心血管危险因素，如高脂血症、高血压病、高血糖、肥胖和吸烟。避免应用使血尿酸升高的药物，早期药物降尿酸治疗，当尿酸高于 416 μmol/L 时就应积极降尿酸治疗。

（八）痛风合并心血管疾病的治疗

血尿酸高于 357 μmol/L（60 mg/L）是冠心病的独立危险因素，血尿酸每升高约 60 μmol/L（10 mg/L），心血管死亡率和缺血性心脏病死亡率在男性增加 9%，在女性增加 26%。痛风及高尿酸血症患者的心血管容易发生动脉硬化，导致血液无法充分送达心脏，血液循环不良，引起心肌缺血、心肌梗死的概率就特别高，尤其是原本就患有高脂血症的痛风患者，更容易发生心脏疾病。尿酸盐结晶可沉积于心肌、瓣膜及心脏传导系统而引起相应的心脏疾病。合并代谢综合征的痛风患者较同龄人更易出现左心室结构改变及左心室重塑。治疗上给予低盐、低脂肪、低嘌呤饮食，适当运动，控制体重，控制血尿酸维持在 357 μmol/L以下，积极降血压治疗，可使用兼有降尿酸作用的降压药物，如氯沙坦、氨氯地平。避免使用对心脑血管有损伤作用的药物，注意保护心脏功能，可给予抗血小板聚集、扩冠脉等治疗。

四、痛风规范化治疗经验总结

（一）正确评估病情

尿酸的测定在非发作期更准确。另外，抽血前 5 天至少停用影响尿酸的药物；抽血前一天避免高嘌呤饮食、禁酒，晚 12 点后禁食。在抽血当天，需空腹，凌晨抽血，避免剧烈活动。ACR 和 EULAR 指南认为，痛风发作大于或等于 2 次/年，则应给予降尿酸治疗。但是，痛风发作大于或等于 1 次/年的患者，60% 都会在 1 年内复发，故仍需降尿酸治疗。检查时，医生要注意观察患者有无浅表和深部、肾脏部位的痛风石；注意评估疼痛程度，检查关节是否破坏；利用肾功能、尿常规、肾超声检查肾脏有无损害；有无肥胖、高血压病、心脑血管病、糖尿病、高脂血症等。

关注患者有无家族史，目前在间歇期还是发作期，有无长期服用噻嗪类、阿司匹林、环孢素、他克莫司的既往史，是否为铅中毒，饮食情况如何，患者的尿酸增高属于尿酸排泄不良型、生成过多型还是混合型。这些都是医生评估病情时应该考虑的因素。

（二）正确选择药物

1. 急性发作优先选用镇痛药物

我国指南中推荐镇痛药一线药物是秋水仙碱和 NSAIDs。ACR 和 EULAR 指南推荐的一线药物中多了一项糖皮质激素。美国曾经回顾了 30 项随机对照研究，得出的结果是 NSAIDs、糖皮质激素、秋水仙碱、ACTH 和卡纳单抗治疗急性痛风均有效。故笔者认为，急性发作时镇痛药的选择，三者并无优先，可以根据患者喜好、相关禁忌证、先前治疗反应史选择用药。

2. 痛风镇痛药的三大选择原则

时机比种类更重要，用药越早越好（24 小时内）；非甾体类抗炎药需足量；秋水仙碱需适量。这是急性痛风发作期选择镇痛药的三大原则。

非甾体类抗炎药和秋水仙碱不耐受的患者可采用以下方案：服用糖皮质激素 0.5 mg/(kg·d)，足量，5~10 天停药；或者足量 3~5 天，逐步减量，7~10 天停用。根据 ACR 指南，不能口服药者可以关节腔内注射糖皮质激素（剂量依关节大小决定），可以静脉滴注甲泼尼龙琥珀酸钠（甲强龙）0.5~2 mg/(kg·d)，可以用 ACTH 25~40 U 皮下注射，依治疗反应重复。

3. 三种联合镇痛药用药方案

（1）秋水仙碱＋NSAIDs；

（2）糖皮质激素＋秋水仙碱；

（3）关节腔注射糖皮质激素＋口服糖皮质激素/秋水仙碱/NSAIDs。

不推荐 NSAIDs＋糖皮质激素。剂量上两药均需足量，或一种足量，另一种使用预防量。VAS 评分大于或等于 7 分，尤其是多关节受累的患者，推荐起始联合镇痛，其他情况可以单药起始治疗，疗效不佳者换另一种药或联合用药。对于急性痛风首次治疗反应不佳，24 小时内疼痛评分改善小于 20％，一线药物更换治疗后仍旧无效的患者，可使用白介素-1 受体拮抗剂：阿那白滞素（连续 3 天，皮下注射）、利纳西普（每周皮下注射）、卡纳单抗（皮下注射、单剂量）。

4. 痛风降尿酸治疗的指征

参照我国痛风指南、EULAR 指南、ACR 指南，降尿酸治疗指征依据三方面，即发作频率、有无痛风石、有无肾病。根据指南指征及经验总结，可按照以下标准进行降尿酸治疗：

（1）加用降尿酸药的时机选择：传统观点认为，急性发作期的血尿酸水平变化可加重痛风发作，但此观点缺乏循证医学证据和大样本临床研究，国内亦无相关研究结果发表。综合指南及专家意见，降尿酸治疗推后 3～4 周，对长期疗效的影响并不大。有研究结果显示，别嘌醇急性期应用不会影响急性缓解期、不增加急性复发率。因此，2012 年美国 ACR 痛风治疗指南指出，痛风急性期在足量抗炎的基础上，可以立即开始降尿酸治疗。该观点有待进一步开展大量临床实践进行验证。

（2）降尿酸药已加上，痛风再次发作的治疗：已服降尿酸药者发作时应继续用药，以免血尿酸波动，延长发作时间或引起转移性发作。

（3）降尿酸药的选择：EULAR 和 ACR 指南推荐首选黄嘌呤氧化酶抑制剂（别嘌醇或非布司他），次选丙磺舒，也可联合用药。而中国和日本指南中推荐将抑制生成药及促尿酸排泄药均作为一线药，应根据患者尿酸代谢情况来定，尿酸排泄不良型以促尿酸排泄药为主，尿酸合成过多型应以抑制尿酸合成为主。而目前尿酸增高原因以尿酸排泄不良型为主，故抑制尿酸重吸收、协助排泄不良的药物苯溴马隆适应人群更广泛。

（4）难治性痛风可联合用药。

促尿酸排泄药＋抑制尿酸合成药：别嘌醇（200～600 mg/d）＋苯溴马隆（100 mg/d）/丙磺舒（0.5 g/d）/RDEA594（200～600 mg/d）方案；RDEA594（600 mg/d）＋非布司他（40～80 mg/d）方案。

两种抑制尿酸合成药之间的联合：别嘌醇（100～300 mg/d）＋BCX4208（20～80 mg/d）方案。

（三）树立正确的治疗理念

1. 非药物治疗是基础，与药物治疗同样重要

非药物治疗应该贯穿痛风治疗的始终，一定要向患者强调饮食控制的重要性。啤酒、白酒、含糖饮料、肉类和海鲜都会使血

尿酸升高，而适当的红酒可轻微降尿酸，维生素 C、奶制品等有降尿酸作用，低脂奶和低脂酸奶可降低痛风发作风险，适当进食嘌呤含量高的蔬菜并不会增加痛风发作风险。

2. 降尿酸期间预防痛风发作的关键

平稳降尿酸，用镇痛药。预防痛风发作应该在降尿酸治疗前 2 周开始，即服用低剂量秋水仙碱或 NSAIDs 6～12 个月。

3. 痛风一旦发作，无论血尿酸高低，均应降尿酸

痛风发作提示血尿酸已经超饱和，双能 CT 检查显示深部已有小痛风石沉积。所以，即使发作期尿酸不高，也应降尿酸治疗，并保持充足饮水和适当碱化尿液。一般要求每日饮水量 1500～2000 ml，尿量达到 1500～2000 ml 为佳。在开始降尿酸治疗后 2 周内适当碱化尿液，推荐服用碳酸氢钠 0.5～1 g，每日 2 或 3 次，使尿液 pH 值维持在 6.2～6.9，有利于增加尿酸盐溶解和排泄，预防尿酸盐结晶体形成。如果 2 周后血尿酸仍然大于 357 μmol/L，则应延长碱化尿液时间。

4. "尿酸持续达标"是关键

为何痛风难以真正的"痊愈"？最关键的原因还是治疗不规范，降尿酸不到位，血尿酸含量不达标，或达标后不持续。研究结果显示，血尿酸长期控制在 357 μmol/L 以下，不仅可溶解已经存在的尿酸盐结晶，同时还可避免新结晶的形成，大大降低痛风的复发风险。对于一年内有多次痛风发作或者伴有痛风石的患者，把血尿酸控制在 300 μmol/L 以下，有利于减少或防止痛风发作，促进痛风石溶解、吸收。

第四节　痛风的基本治疗药物

一、急性期用药

痛风急性期发病后应尽快给予药物治疗。非甾体类抗炎药（NSAIDs）、秋水仙碱、糖皮质激素，是痛风性关节炎急性发作的一线治疗药物。药物的选择取决于关节疼痛的程度和受累关节的部位。对于关节轻、中度疼痛患者，一个或几个小关节，或1或2个大关节受累，可选非甾体类抗炎药、秋水仙碱或糖皮质激素。对于关节重度疼痛患者，多关节受累或1或2个大关节受累，可联合使用非甾体类抗炎药和秋水仙碱，或糖皮质激素和秋水仙碱治疗。对于初治无效患者可选用白介素－1受体拮抗剂。

（一）秋水仙碱

秋水仙碱是从秋水仙球茎中提取的一种生物碱，其可与微管蛋白结合形成二聚体，阻止有丝分裂纺锤体的形成，同时影响细胞内细胞器移动和物质转运，阻止趋化因子的释放，使多形核白细胞的游动－趋化－黏附及吞噬活动降低。此外，秋水仙碱还能抑制酪氨酸的磷酸化和白三烯的产生，从而达到消炎止痛的目的。秋水仙碱曾被列为治疗痛风性关节炎急性发作的首选药物。由于其治疗剂量与中毒剂量十分相近，容易发生中毒，且不良反应多，可引起恶心、呕吐、腹泻、骨髓抑制、肝细胞坏死及神经系统毒性、精子减少、脱发及伸舌样痴呆等，减少临床用量后不良反应明显减少，故近年来已不再主张大剂量用于临床。欧洲抗风湿病联盟（EULAR）的推荐剂量为每次 0.5 mg，每天 3 次。国外随机对照临床试验（RCT）研究发现，小剂量秋水仙碱治疗急性痛风性关节炎可取得与大剂量相当的疗效，而且耐受性更好。秋水仙碱禁用于骨髓功能低下、肝或肾功能不全者，及需要用他汀类药物的患者，其与他汀类药物联用可能会导致横纹肌溶解症。

（二）NSAIDs

不同种类的 NSAIDs 有相同的作用机制。它们都是通过抑制 COX 的活性，从而抑制花生四烯酸最终生成前列环素（PGI_2）、前列腺素 E_1、前列腺素 E_2（PGE_1、PGE_2）和血栓素 A_2。NSAIDs 抑制 PGE 的合成后，除了有解热镇痛和抗炎作用外，同时还会出现胃肠及肾脏相应的不良反应。传统的治疗痛风性关节炎的 NSAIDs 主要有双氯芬酸钠、吲哚美辛等，疗效肯定，但它们可能引起胃肠出血或穿孔、肾脏损伤等不良反应。新一代的 NSAIDs 主要是选择性抑制 COX－2，可减少由于 COX－1 受到抑制而引起的胃肠不良反应。目前选择性 COX－2 抑制剂包括美洛昔康、塞来昔布、依托考昔（安康信），且安全性及耐受性好。NSAIDs 禁用于存在活动性胃溃疡或近期胃出血、药物过敏、肾功能不全、严重高血压和充血性心力衰竭、严重肝功能不全及白细胞减少的患者。

（三）糖皮质激素

对不能耐受 NSAIDs 和秋水仙碱，或 NSAIDs 和秋水仙碱治疗无效，或存在 NSAIDs 和秋水仙碱禁忌证者，可选用糖皮质激素。常用的糖皮质激素为醋酸泼尼松，用量为 0.5 mg/kg，连续 5~10 天停药，或者 0.5 mg/kg 用药 2~5 天，7~10 天逐渐减量停药。当病变局限于单个关节时可局部关节腔内注射。该药起效迅速，但停药后容易复发，长期使用容易导致消化道溃疡、感染、骨质疏松等。

（四）IL－1 抑制剂

IL－1 抑制剂是一类控制痛风性关节炎急性发作的生物制剂，目前 IL－1 拮抗剂包括阿那白滞素（anakinra）、利洛纳塞

(rilonacept) 和卡纳单抗 (canakinumab) 三种。Anakinra 是一种由 Amgen 公司开发的重组 IL－1 受体拮抗剂，有研究报道，用 Anakinra 治疗 10 例难治性痛风性关节炎患者可得到肯定的疗效，且未观察到不良反应事件的发生。这提示 Anakinra 对慢性难治性痛风的疗效佳，可抑制疼痛和炎症。Rilonacept 是由美国 Regeneron 公司开发并于 2008 年被 FDA 批准上市的一种可溶性 IL－1 受体融合蛋白。Rilonacept 可明显降低难治性痛风患者的 VAS 疼痛评分和 C 反应蛋白 (CRP) 水平，并可预防慢性痛风的急性发作。Canakinumab 是由 Novartis 公司开发的一种人源化 IL－1β 单抗 ACZ885，Canakinumab 对控制 NSAIDs 和（或）秋水仙碱存在禁忌证或无效的急性痛风性关节炎患者的症状明显优于曲安奈德，且预防反复发作的效果更佳。

（五）抗 TNF－α 制剂

抗 TNF－α 制剂目前广泛应用于类风湿关节炎、强直性脊柱炎、溃疡性结肠炎、白塞病，具有阻断拮抗肿瘤坏死因子，从而抑制免疫反应及炎症反应的作用。痛风的发病机制中，TNF－α 参与痛风的急性发作过程。国内及国外文献均有报道，在常规药物不能控制痛风急性发作的时候，短时间应用抗 TNF－α 制剂可迅速控制痛风的急性发作，减少不良反应。

二、针对治疗痛风间歇期和慢性期的药物

痛风间歇期和慢性期的治疗目标为控制血尿酸，促进痛风石及肾脏尿酸盐结石溶解、排泄，预防痛风急性炎症反复发作。对无痛风石的痛风患者，血尿酸应控制在 357 μmol/L (60 mg/L) 以下；有痛风石者，血尿酸应保持在更低 [238 μmol/L (40 mg/L) 以下]，以利于痛风石溶解。医生根据尿酸的目标水平在数月内将降尿酸药物调整至最小有效剂量并长期甚至终身维持。研究结果证实，持续降尿酸治疗比间断服用者更能有效控制

痛风的发生。主要治疗手段包括抑制黄嘌呤氧化酶从而抑制尿酸生成，促尿酸排泄药物以促进肾脏对尿酸的排泄，尿酸氧化酶以促进尿酸降解。降尿酸药物治疗首选抑制尿酸合成的药物，疗效欠佳时，联合使用促尿酸排泄药物。对于严重痛风、以上联合治疗无效的患者，或不能耐受传统治疗的患者，可选用尿酸氧化酶。但在降尿酸过程中可引起血尿酸的波动，易诱发"二次痛风"。故降尿酸治疗的初期应给予 NSAIDs 或小剂量秋水仙碱，同时辅以碳酸氢钠碱化尿液，预防痛风炎症急性发作。

（一）抑制尿酸生成药物

该类药物是通过抑制黄嘌呤氧化酶，阻断次黄嘌呤向黄嘌呤和尿酸转化，从而降低血尿酸浓度，减少尿酸盐在关节及其周围组织沉积，最终减少痛风的发生。代表药物为别嘌醇和非布司他。

1. 别嘌醇

别嘌醇（别嘌呤醇）是治疗高尿酸血症常用的药物，其作用机制为别嘌醇及其主要活性产物别嘌呤二醇，通过抑制嘌呤和嘧啶代谢的酶而竞争性抑制黄嘌呤氧化酶，抑制尿酸生成。其早在 20 世纪 60 年代就被批准用于治疗痛风，在临床上常作为降尿酸的首选药物，别嘌醇需从小剂量起服用，建议不超过 100 mg/d，然后逐渐增加剂量，找到适合维持剂量。中、重度慢性肾功能不全患者应从更低剂量（50 mg/d）开始。其不良反应包括发热、过敏反应、肝毒性等。美国 FAD 推荐别嘌醇的用量为 100 mg/d 逐渐加量到 800 mg/d 直到血尿酸控制在目标值 [357 μmol/L（60 mg/L）] 以下。但大量别嘌醇容易出现超敏反应，尤其是 $HLA-B5801$ 阳性的患者服用别嘌醇后容易出现 Stevens–Johnson 综合征和中毒性表皮溶解坏死症。尽管别嘌醇超敏反应的发生率仅为 0.1%，但发生超敏反应后其死亡率则高达 20%。别嘌醇禁用于重度肝肾功能损害和药物过敏患者。

2. 非布司他

非布司他（febuxostat）是新型的黄嘌呤氧化酶特异性抑制剂，与别嘌醇的作用机制不同，其通过占据进入酶活性部位的通道而阻止底物进入嘌呤氧化酶的蝶呤钼部位。非布司他主要在肝脏代谢，经肠道和尿排泄的量几乎相同，对有肾脏疾病的患者安全性较高。不良反应有肝功能异常、皮疹、恶心等。非布司他可以让痛风患者血尿酸持续维持在 357 $\mu mol/L$（60 mg/L）以下，大部分患者痛风石可以完全溶解，且痛风发作频率明显降低。目前，国内非布司他已经上市，其三期临床结果证实对中国高尿酸血症患者显示了良好的疗效和耐受性，服用非布司他每日 80 mg 疗效优于别嘌醇 300 mg，而非布司他每日 40 mg 疗效不劣于别嘌醇 300 mg，与国外报道一致且耐受性良好。与别嘌醇一样，非布司他不能与黄嘌呤氧化酶代谢的药物同用，如茶碱、6－巯嘌呤和硫唑嘌呤。毒性聚积可能造成致死性后果，如骨髓衰竭。

3. 托匹司他

托匹司他［Topirosostat（FYX－051）］作为继非布司他之后的又一个新型的黄嘌呤氧化酶抑制剂，于 2013 年 6 月首先在日本获得批准上市，用于治疗痛风、高尿酸血症。一项托匹司他的多中心随机双盲安慰剂对照研究结果显示，托匹司他160 mg/d能有效降低慢性肾功能不全 3 期患者的血尿酸水平。托匹司他对有不同程度肾功能不全的高尿酸血症和痛风患者安全有效。

（二）促尿酸排泄药物

常见的促尿酸排泄药物有丙磺舒和苯溴马隆，其均通过抑制肾脏近端小管内皮细胞对尿酸的重吸收达到促进尿酸排泄的作用。此类药物的其他代表药物有磺吡酮等。值得注意的是，在使用此类药物时，不宜与水杨酸、噻嗪类利尿药、呋塞米等抑制尿酸排泄的药物同用。使用本药期间要多饮水，保持每日尿量大于 2000 ml，并碱化尿液。因为此类药物会引起尿酸盐晶体在尿路沉积，从而导致肾绞痛、肾结石、肾功能损害等不良反应。丙磺舒和苯溴马隆应从小剂量开始缓慢增量，同时嘱咐患者多饮水，碱化尿液以利尿酸排出。其中，丙磺舒只用于肾功能正常的高尿酸血症，而苯溴马隆用于肌酐清除率大于 20 ml/min 的肾功能不全的患者，也是目前国内使用最多的促尿酸排泄药物。建议最好在治疗前监测尿尿酸水平，尿尿酸水平升高提示尿酸合成增加的患者不宜使用促尿酸排泄药物治疗。另外，在选择促尿酸排泄药物治疗时应碱化尿液，监测尿 pH 值和尿尿酸水平。尿酸盐转运蛋白 1 抑制剂 RDEA-594 是第二代促尿酸排泄药，主要通过抑制 SLC2A9 和 SLC22A12 而抑制近曲小管对尿酸的重吸收。

（三）尿酸氧化酶

尿酸氧化酶（uricase）又称尿酸酶，是一种可以直接将尿酸氧化并分解为可溶性的尿囊素的氧化酶。人类缺乏尿酸氧化酶，而非人类的哺乳动物体内存在尿酸氧化酶。尿酸氧化酶能够加速痛风石的溶解，可用于治疗其他降尿酸治疗无效或禁忌的痛风患者。目前尿酸氧化酶包括非重组氧化酶及重组氧化酶两类。研究发现，非重组尿酸氧化酶临床耐受性差，易诱发过敏反应，红细胞葡萄糖-6-磷酸脱氢酶（G-6-PD）缺乏的患者易引起溶血和高铁血红蛋白血症。普瑞凯希是一种高聚合的重组尿酸氧化酶，于 2010 年由美国 FDA 批准上市；多项二期或三期临床试验研究发现，静脉用普瑞凯希对大部分难治性痛风疗效肯定，可用于传统降尿酸治疗无效的成年难治性痛风患者，长期用药安全且疗效好。普瑞凯希可能的不良反应有输液反应、发热、贫血、过敏、胃肠不适、非心源性胸痛或肌痉挛。

对于血尿酸水平顽固升高的患者可以考虑黄嘌呤氧化酶抑制剂（别嘌醇或非布司他）和促尿酸排泄药物（如丙磺舒）联合治疗。病情严重的痛风患者对上述治疗反应均不好或有禁忌证时，可以考虑尿酸氧化酶治疗，然而尿酸氧化酶目前在我国还没有上市。

三、针对合并症的治疗药物

氯沙坦为血管紧张素Ⅱ受体拮抗剂，每次 50 mg，每日 1 次，可通过抑制近曲小管对尿酸的重吸收而达到促进尿酸排泄的作用，不会增加尿路结晶。轻中度的肾功能损害不用调整剂量，故可作为痛风合并高血压患者的首选。非洛贝特是一种以降低甘油三酯为主要功效的降脂药，其独特的化学结构有利于尿酸排泄，可以显著降低血尿酸水平，故对于痛风合并高脂血症患者，选用非洛贝特或阿伐他汀类降脂药，可达到"一箭双雕"的功效。胰岛素增敏剂噻唑烷二酮类（如第二代罗格列酮和吡格列酮）可激活细胞核内过氧化物酶体增殖物活化性受体，改善胰岛素抵抗，有较强的抗炎作用，能降低血尿酸，且不受肾功能影响。对痛风合并糖尿病者可选用胰岛素增敏剂，以同时有利于血糖、血尿酸及痛风炎症的控制。

痛风合并症治疗意见详见表 2-1。

表 2-1 痛风合并症治疗意见表

合并症	处理意见
高血压	（1）尽量避免使用诱发或加重痛风的降压药物如排钾利尿药、部分受体阻滞剂、部分钙拮抗剂如尼福达、部分 ARB 类降压药如替米沙坦 （2）首选降压药物为氯沙坦，使血尿酸在原来基础上进一步下降 7%～15%
糖尿病	（1）首选胰岛素增敏剂、双胍类药物，可选 α－葡萄糖苷酶抑制剂，尽量不选胰岛素促泌剂或胰岛素 （2）若必须选择胰岛素促泌剂，最好选用格列美脲，建议与双胍类药或胰岛素增敏剂联合使用 （3）若必须使用外源性胰岛素治疗，最好与胰岛素增敏剂、双胍类或 α－葡萄糖苷酶抑制剂联合应用，以减少胰岛素的用量

合并症	处理意见
脂代谢异常	（1）单纯高甘油三酯：首选微粒化非诺贝特 （2）单纯高胆固醇血症：首选阿托伐他汀钙，在明显降低胆固醇的同时，还可以使血尿酸在原来基础上进一步下降6%～10%。 （3）混合型高脂血症：若以甘油三酯升高为主，首选微粒化非诺贝特，如两者均明显升高，首选阿托伐他汀钙。
缺血性心脏病	（1）降尿酸药物：首选别嘌醇 （2）痛风急性发作时： 1）局部超声离子渗入或局部关节内注射长效糖皮质激素 2）足量依托考昔治疗3天，3天后改为双氯芬酸（扶他林）或青鹏软膏外敷 3）小剂量秋水仙碱治疗3天 （3）降脂药物：选择微粒化非诺贝特或阿托伐他汀钙 （4）利尿剂：尽量避免选用排钾利尿剂，可选择保钾利尿剂 （5）小剂量阿司匹林，尽管升高血尿酸，但作为心血管疾病的防治手段时不建议停用
脂肪肝	（1）转氨酶超过正常高线的3倍以上：停用其他类药物至少两类以上，同时和保肝药物联合治疗 （2）转氨酶超过正常高线2.5～3倍，两类保肝药物联合使用的同时，可小剂量使用镇痛药物 （3）转氨酶介于正常高线1.5～2.5倍：保肝药物使用同时，可使用镇痛药物和小剂量促尿酸排泄药物 （4）转氨酶小于正常高限的1.5倍：保肝药物使用的同时，使用镇痛药物和促尿酸排泄药物

第三章 痛风的管理

第一节 慢性病管理概述

一、慢性病管理的内涵及特点

（一）什么是慢性病

慢性病是慢性非传染性疾病的简称，是一类起病隐匿、病程长，病情迁延，缺乏确切的病因证据，病因复杂，且有些尚未完全被确认的疾病的总称。这类病既不能自行缓解，也无特效治疗方法。在全世界范围内，慢性病是除最贫穷发展中国家外其他国家的主要疾病负担，是死亡和致残的主要原因。我国慢性病患者数量也在逐年增多，据统计，目前我国已有 2.6 亿经医生明确诊断的慢性病患者。

（二）什么是慢性病管理

慢性病管理是指由慢性病管理专业团队（医生、药师、护理人员等）为慢性病患者提供全面、连续、主动的管理，以达到促进健康、延缓疾病进程，减少并发症，降低伤残率，延长寿命，提高生活质量，并降低医药费用的一种科学管理模式。科学的慢性病管理模式应遵循生物－心理－社会医学模式，为慢性病患者提供全方位、多角度的健康服务，同时对各种危险因素进行积极的干预，传播医药卫生知识，为慢性病患者或其家属提供科学合理的健康指导、用药指导以及人文关怀。

（三）慢性病管理的目标

提高患者的生命质量，从而达到减轻患者、家庭、社会负担的效应。

（四）慢性病管理的内容

慢性病管理的内容包括：

（1）慢性病患者的管理。

（2）高危人群的教育。

（3）治疗方案的评价。

（4）对膳食、行为习惯、健康心理等方面的干预。

（5）宣传正确的慢性病管理理念、知识、技能。

（6）关注患者的医疗状况。

（7）关注慢性病患者所处的社会环境。

（五）慢性病管理的特点

慢性病管理的特点如下：

（1）重视疾病发生发展的全过程（高危因素的管理，患病后的临床诊治、康复，并发症的预防与治疗等）。

（2）强调预防、保健、医疗等多学科的合作。

（3）提倡资源的早利用，减少非必要的发病之后的医疗花费，提高卫生资源和资金的使用效率。

总的来说，慢性病管理不同于其他医疗专业的实践，它通过确定目标人群，以循证医学为基础，进行临床综合分析，协调保健服务，提供医疗支持。

（六）慢性病管理的要素

慢性病管理的要素如下：

（1）有效的团队合作和群组教育。

（2）慢性病自我管理等社区的支持。

（3）质量控制体系。

（4）卫生行政管理和医保政策支持。

（5）可靠和实用的患者健康档案建立。

（6）合理有效的信息系统。

二、中外慢性病管理的发展历程

（一）慢性病管理在国外的发展历程

（1）国外慢性病管理模式主要有健康照护机构、传送系统设计、自我管理支持、决策支持、临床信息系统、社区资源等方面的支持。

（2）在美国，已有 7700 万美国人在大约 650 个健康管理组织中享受慢性病管理服务。这意味着 10 个美国人中就有 7 个享有健康管理服务。

（3）在部分欧洲国家，从 20 世纪 70 年代到现在，已经有了非常成熟的新型健康管理模式。

（4）台湾地区的慢性病管理已走在全球前列。台湾地区的慢性病管理优势在于：健全的健保制度，强大的信息网络，专业化的管理团队，精细化的管理流程，多学科的合作参与，以人为本的管理理念。其拥有全面的跨领域、跨专业的慢性病照护团队，其中包括慢性病专科医生、其他科医生、卫生教师、社会工作者、检验师、护理师、药剂师、营养师、家庭医生、放射科及移植外科医生。

（二）慢性病管理在我国的发展历程

1. 我国慢性病管理的现状及存在的问题

我国的慢性病管理发展滞后，国内慢性病管理主要由医院内医护人员为主进行。我国的慢性病管理现状：社区和乡镇信息网络还未形成；参加慢性病促进的工作人员少；工作人员自身业务水平不高；理论和体制保证方面还不够完善；慢性病管理还在探索阶段，仅仅局限在健康教育层面。

2. 我国慢性病管理的发展规划

近年，中共中央、国务院印发了《"健康中国2030"规划纲要》（以下简称纲要），并发出通知，要求各地区各部门结合实际认真贯彻落实。这是中华人民共和国成立以来首次国家层面提出的健康领域中长期战略规划。纲要在第二章"战略主题"中明确指出：全民健康是建设健康中国的根本目的。立足全人群和全生命周期两个着力点，提供公平可及、系统连续的健康服务，实现更高水平的全民健康。要惠及全人群，不断完善制度、扩展服务、提高质量，使全体人民享有所需要的、有质量的、可负担的预防、治疗、康复、健康促进等健康服务，突出解决好妇女儿童、老年人、残疾人、低收入人群等重点人群的健康问题。要覆盖全生命周期，针对生命不同阶段的主要健康问题及主要影响因素，确定若干优先领域，强化干预，实现从胎儿到生命终点的全程健康服务和健康保障，全面维护人民健康。

根据病种特点，结合经验，借鉴国内外一些地区已有的模式或研究成果，我国确立了"政府领导，全民参与，预防为主，防治结合，积极启动，稳步推进"的指导思想；实施以卫生行政机构为保证、公共卫生为主导、医疗服务机构为依托、社区卫生服务为平台、健康教育和健康促进为手段、一级预防为主、各级预防相结合为途径的策略；针对共同危险因素，在目标人群中开展慢性病综合防治，但尚无成熟的管理模式。我国现有的慢性病管理主要有三种方法：

（1）生物医学管理方法：为社区中的慢性病患者建立档案，记录慢性病的转归，对患者进行用药教育，提高患者依从性。这种方法重点在于从生物医学角度进行管理，对心理、行为、社会等方面的因素进行有效的干预措施，从而达到理想的效果，是目前最普遍的管理方法。

（2）认知行为干预：该方法通过向患者传授健康知识，使患者了解慢性病的危害，不良的生活方式与慢性病之间的关系，从而督促患者改变生活习惯。

（3）心理干预：是在前两种方法的基础上引入心理学的理论和方法对患者进行干预。目前国家重点管理的慢性病主要有高血压病、糖尿病、冠心病及肿瘤性疾病。通过系统的慢性病管理，不仅节约了医疗资源，还提高了患者的生存质量及减轻个人、家庭的负担。

三、我国痛风患者慢性病管理现状及我们的管理经验

（一）我国痛风患者慢性病管理现状

目前，国家重点管理的慢性病主要有高血压病、糖尿病、冠心病及肿瘤性疾病，通过系统的慢性病管理，不仅节约了医疗资源，还提高了患者的生存质量，减轻了个人、家庭的负担。但痛风作为慢性病，尚未被纳入国家慢性病管理的范畴。

痛风患者反复发作，不仅给患者自身带来困扰，同时也给医务人员带来困扰。如何管理好这一人群，是目前风湿科医生及代谢科医生关注的焦点。相对于高血压病、糖尿病、结核病等成熟的疾病管理模式，针对痛风的管理目前尚无规范的模式。由于基层医师及患者对痛风这类疾病的危害性认识不足、依从性差、治疗不规范，导致患者病情反复发作，引起患者关节破坏致残、肾功能不全。因此，除了重视痛风的达标治疗以外，一定要重视痛风的长程管理，因而制订一个规范的管理模式尤为重要。

（二）绵阳市中心医院的痛风慢性病管理经验

近几年，绵阳市中心医院风湿免疫科在探索痛风的慢性病管理模式上做了大量的工作。由于大多数患者在急性期治疗的依从性较高，因此，痛风管理的重点应放在缓解期的管理。我们的经验是，痛风的管理应采取医务人员为主体和患者为主体管理相结合的模式，最终的目的是让患者获益。因此，对患者来说，分为主动管理和被动管理。

1. 主动管理

主动管理顾名思义就是患者自己主动管理自己的疾病。高血压病、糖尿病患者目前经过多年的慢性病管理均能自主地进行自我管理，但是痛风作为近几年才开始被逐渐关注的疾病，因为发病特点（在疾病早期缓解期如正常人），让患者意识到主动管理是比较困难的。因此，如何让患者提高主动管理的意识非常重要。"授之以鱼，不如授之以渔"，经过几年的痛风慢性病管理，我们总结出了一些主动管理的经验。主动管理的方法如下：

（1）详细的疾病健康宣教：患者主动管理的过程，也是患者主动学习的过程。患者初次就诊时为其做详细的疾病健康宣教，从疾病的诱因、危害性、治疗目的、治疗过程等多方面讲解疾病知识，让患者意识到疾病的持续性，这是传统的管理模式，离开了特定的环境，这种方式可能效果有限。

（2）利用现代化信息技术引导患者主动管理：当前网络技术的进步也为我们的慢性病管理提供了新的途径和方法，特别是微信、网站、博客的应用，极大地增强了患者的主动学习及自我管理的积极性。微信是我们大多数人使用的社交工具，在微信中建立微信公众平台，目前，我科的两个微信公众号："西南风湿病专科"和"西南"的关注人数达3300人，每条消息的点击量近500次，平台发布信息总量达400多条。我们每周通过微信平台向关注者发送相关专业知识及生活知识，痛风患者通过关注我们的痛风公众号可以主动学习痛风相关知识。除了微信公众平台，我们也开通了博客进行知识宣传，多途径实现患者的主动管理。

（3）"互联网＋"实现患者的"线上"管理：①妥妥医痛风包：长虹智慧健康科技有限公司推出的妥妥医 App 整合医院、医生资源，开启"家庭医用健康医疗"模式，为用户带来更便捷、高效的就医体验，提供可持续的家庭健康管理服务。根据痛风患者的需要，自主选择风湿免疫健康套装包、痛风尿酸监测咨询包、痛风尿酸监测居家照护包，可接受远程照护等服务，让慢性病患者和医生之间的沟通更及时，更有利于管理，打造以用户为中心的一站式就医服务。通过痛风服务包，患者将享受到由家庭医生提供的全面健康管理服务，实时监测，精准把握痛风病情；就医流程简化，实现快速就医，随时随地与医生沟通，比如调整用药，对治疗情况、潜在危险因素和有无并存危重临床情况进行评估，根据现存或潜在的问题制订个性化管理方案及进行规范的慢性病管理。患者通过监测设备实现自我监测与远程照护，从而实现了痛风患者主动管理及精准治疗的模式。②智能疾病管理（SSDM）系统：患者可以在自己的手机端下载系统 App，通过移动终端的评估工具，进行自我评估与管理。患者可在手机端自我评估痛风发作风险、饮食结构、生活质量，并实现线上疾病知识学习，并通过重复评估了解自己的疾病转归，实现疾病的自我管理。

通过智能管理系统，可以对不同接受程度的患者采用不同方法进行教育及管理，发挥患者家属及护士的功能，使疾病管理得以实现，建立起牢固的医患关系，提高患者的依从性，实现护理价值。目前我科应用移动智能疾病管理评估系统对风湿病患者管理的成功已经得到国际上的认可。我们将其应用于痛风患者的管理，对痛风患者的自我管理不失为一种先进的手段。通过以上管理模式，我们让痛风患者积极主动地看病、有计划地看病，并通过"药物＋非药物"治疗，最终达到延缓痛风的进展、改善患者生存质量及降低医疗费用的目的。我们通过 SSDM 系统对痛风等风湿性疾病进行管理评估，真正让痛风患者积极主动、有计划地看病，延缓了痛风的进展，改善了患者生存质量，降低了医疗费用，并在欧洲风湿病年会、美国风湿病年会及亚太地区抗风湿联盟年会上进行了交流。

2. 被动管理

被动管理的方式是痛风患者被动接受医护人员的教育与管理，是目前我们慢性病管理的主要内容。和国外目前已经发展成熟的慢性病管理模式不同，我国的慢性病管理模式目前还基本停留在以医护人员为主体的阶段，患者处于被动的状态。这是我们进行慢性病管理的一座大山，我们正在努力翻越这座大山。痛风的被动管理没有现成的模式，一切都在摸索中。查阅国内外文献，结合实践，我们主要通过住院管理、品管圈、痛风专病门诊、护理慢性病门诊、患者俱乐部及痛风知识讲座的方式实现。被动管理的具体内容如下：

（1）信息化管理平台建设：打造绵阳市中心医院慢性病管理系统（PC 端）及绵阳市中心医院慢性病管理中心（微信端）。我们经过几年的努力，与我院信息科合作，初步建成了真正意义上的慢性病管理平台，并且创新使用微信端联合管理，在平台上可以实现患者的基本信息录入、检验检查结果查询、复诊预约、回访管理、个人趋势图管理、数据管理等，在回访管理中为患者做生活质量评估、家庭功能支持系统评估、社会支持系统评估、卫生经济学评估等，以此达到提高患者生存质量，减轻患者、家庭、社会经济负担的目的。

（2）完善痛风慢性病管理流程及制度：痛风的慢性病管理没有现成的模式，经过几年的慢性病管理工作，我们的慢性病管理

系统在逐步完善。完善的慢性病管理流程需要医护协作，缺一不可，医护各自分工开展工作，制订出规范的流程，全科医护人员严格按流程进行管理尤为重要。风湿免疫科门诊及住院患者痛风慢性病管理流程见图 3-1、图 3-2。

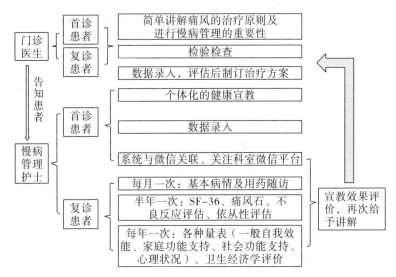

图 3-1 风湿免疫科门诊患者痛风慢性病管理流程

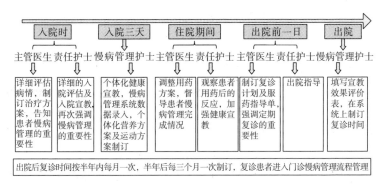

图 3-2 风湿免疫科住院患者慢性病管理流程

（3）坚持传统的健康教育方式：痛风患者的健康教育是慢性病管理模式的重中之重，健康教育分主导式和参与式，要患者主动地管理好自己，正所谓"授之以鱼，不如授之以渔"，通过定期的患者教育，向患者讲述疾病知识，纠正错误观念，有利于患者重视与认识自身疾病，提高患者的依从性和自我效能，纠正患者的行为，改善患者的情绪，增强患者达标治疗的信心，从而更好地管理自身疾病。我们每年年底时就会把第二年的健康讲座计划制订出来，并贴于护士站和门诊诊室中，方便患者查看。一般痛风的健康讲座每季度举办一次。

（4）创新健康教育形式：即成立痛风病友俱乐部开展群组教育，将互不认识，但有相同疾病及关注点的患者集中在一起，通过建立痛风微信群，让大家相互交流，相互传递知识和经验，从而实现患者管理。我们目前成立了多个疾病的患者俱乐部，通过患者俱乐部的学习交流，患者对自身疾病有了更清楚的认识，同时通过自己影响他人。群组教育就是在病友俱乐部中选取 10～15 位爱好公益事业、治疗效果佳、表达能力及组织能力强的病友，让这些病友接受系统的疾病相关知识学习，经过系统学习后的患者再为其他病友讲课，这种方式充分体现了同伴支持系统对患者的影响。

（5）组织建立品质管理圈：品质管理圈简称品管圈，是由相同、相近或互补之工作场所的人们自动自发组成的小圈团体，然后全体合作、集思广益，按照一定的活动程序，活用品质管理七大手法，来解决工作现场、管理、文化等方面所发生的问题及课题。它是一种比较活泼的品质管理形式。通过品管圈，我们可以发现在痛风管理上存在的问题，通过改进而实现痛风更好的管理。比如，因为痛风患者随诊依从性差，我们成立了"化石圈"，发现了患者随诊依从性差的原因，针对这些原因进行管理与改进，从而提高了痛风患者的随诊依从性。通过开展品管圈活动，医护人员能不断发现痛风治疗及管理过程中存在的不足，通过发现不足，及时弥补，又可促进管理的顺利进行。

（6）痛风专病门诊：专病门诊一方面方便患者就医，避免患者需要几经周折才能找到擅长治疗自己疾病的医生。另一方面，每个医生都有自己擅长治疗的病症，"专病门诊"有利于合理配置医疗资源。专病门诊的开设满足了社会需求，缓解了特殊疾病看病难的问题，进一步提高了医院的医疗服务能力。同时也便于对患者实行专业化管理，进一步拓展临床专业发展。通过开设痛风专病门诊，有利于痛风患者的集中管理及教育，更容易提高患者的关注度与信任度。在专病门诊时，患者与医生见面时，医生对患者进行自我管理技能、自信心和临床状况评价，调整治疗方案，共同设定治疗目标，安排下次随访时间。

（7）护理慢性病门诊：去医院看病，除了看医生挂的专家号、普通号，目前在国内糖尿病、产科、乳腺、风湿免疫护理门诊等几种"护士号"新型门诊逐步出现。护理门诊是一个综合门诊，目的是为广大患者提供一个集康复、营养、心理护理等为一体的综合护理场所，为前来就诊的患者及其家属解决各种护理问题并提出科学的指导和建议，使患者在护理方面少走弯路，加快康复。护理慢性病门诊也更利于协助医生对慢性病患者进行管理，同时促进护理团队向专科化、专家化发展，有利于护理人员职业规划，提高护理人员工作积极性。通过护理门诊及护理的慢性病管理，目前我们的护理队伍已撑起了医院慢性病管理的半边天。

（8）基层医生培训：医生及护理人员在痛风目前的慢性病管理体系中仍占主体地位，培养专业的医护管理队员尤为重要。我国痛风及高尿酸血症发病率逐年升高，门诊就诊率增加，患者主要分布在风湿科、内分泌科、疼痛科、骨科等科室。很多医生对痛风的知识了解较少，尤其是基层医生，致使痛风的误诊及漏诊率仍较高。为此，我们专门开展"痛风知识进基层"项目，分别对周边各县级地区的基层医护人员进行痛风知识宣传，提高医护人员对痛风的认识，从而更有效地实现痛风的管理。同时，医院也利用微信平台，建立痛风医生俱乐部，定期发送有关痛风的最新研究情况，定期组织病例分享及疑难病例讨论，提高大家的痛风规范治疗意识，加深对疾病危害的认识，从而增强医护人员对痛风患者的管理意识。

第二节　痛风的饮食管理

随着人们生活水平的提高，饮食结构的变化，痛风的患病率也逐年增高。一项全国性调查表明，痛风的患病率已达0.15%～0.67%，接近甚至高于常见的风湿性疾病。高尿酸血症者并不一定发展为痛风，但和痛风之间无本质区别，关节组织和肾脏同样会受到尿酸盐沉积的影响，只是高尿酸血症者尿酸沉积引起的组织损害较轻，尚未造成明显的症状。

人体每天约产生尿酸 750 mg，其中 80% 为内源性尿酸，20% 为外源性尿酸，这些尿酸进入尿酸池，尿酸池内约 1200 mg 尿酸。人体每天排泄 500～1000 mg 尿酸，约 2/3 参与代谢；每天肾脏排泄约 600 mg，肠内分解约 200 mg。食物中的嘌呤通过增加血尿酸的负荷导致尿酸盐晶体形成而促进痛风发作，如内脏、海鲜、啤酒。某些食物通过竞争尿酸从肾脏排泄，导致血清尿酸浓度增加，如酒类。某些食物可促进胰岛素抵抗的发生，间接减少尿酸的排泄，如水果中的果糖。高尿酸血症往往与进食嘌呤高的饮食有直接关系。因此，做好痛风患者的饮食管理，对防治痛风有着重要的意义。

非药物干预和药物治疗在痛风患者的管理中是相辅相成的两个重要方面。非药物干预是痛风治疗的基础和前提。应重视对痛风患者的健康教育，控制体重、规律锻炼、戒烟、严格限酒（尤其是啤酒），养成合理的饮食和生活习惯是基础。肥胖者应减肥，尽量恢复正常体质指数（BMI），健康饮食，适当运动，戒烟，保证充足的水分摄入。对于有伴发疾病的患者，需控制相关伴发疾病及危险因素，如高脂血症、高血压、高血糖和吸烟。

一、痛风患者饮食建议

2012 年 ACR 痛风指南中对痛风患者的饮食建议如下：

（1）多食（饮）：①低脂或者脱脂奶制品（B 级循证医学证据）；②蔬菜（C 级）。

（2）少食（饮）：①牛、羊、猪肉，高嘌呤海鲜（沙丁鱼、贝类）（B 级）；②天然甜味的果汁，糖、甜饮料、甜点（C 级）；③饮酒（主要是啤酒，也包括葡萄酒和烈酒）（B 级）。

（3）禁食（饮）：①高嘌呤内脏，如胰腺、肝脏、肾脏；②高果糖、玉米糖浆调味的苏打水、其他饮料或食物（C 级）；③过度饮酒（男性每天 2 份，女性每天 1 份）（B 级），任意量的酒（病情进展、控制不佳、反复发作者）（C 级）。

痛风非药物治疗的重要性已被熟知，但既往认为酒类中红葡萄酒可以适当饮用，甚至有研究认为红葡萄酒对痛风患者有益，但该指南将葡萄酒列入少食（饮）的范围。对于乳制品，以往并未强调低脂、脱脂，但是在指南中被提出，应该是出于对有肥胖等合并疾病患者的考虑，指南未对东方人饮食习惯中的豆制品、豆浆提出建议。

二、痛风患者饮食治疗

饮食控制可以降低血尿酸水平，减少痛风急性发作，促进及保持理想的健康状态，预防及恰当管理痛风患者的并发症。既往强调痛风患者低嘌呤饮食，但新近的研究发现严格的低嘌呤饮食降尿酸效果有限，且实际操作可行性小，患者难以严格遵守。相当多的流行病学研究及短期干预研究发现，传统观点认为的高嘌吟的食物如动物内脏、啤酒、海鲜是痛风的危险因素，同时也发现一些高嘌呤含量的食物并不增加血尿酸，如富含嘌呤的蔬菜、豆制品。一些低嘌呤含量的食品对痛风也存在危害，如富含果糖的水果及饮料。

对痛风患者而言，传统的危险因素包括内脏、红肉、海鲜、啤酒、烈酒及利尿剂；新发现的危险因素包括富含果糖或甜味的软饮料、果汁，富含糖分的水果；潜在的保护因素包括奶制品、豆制品、蔬菜、维生素C；中性因素包括总蛋白质的摄入，富含嘌呤的蔬菜。

内脏是嘌呤含量最丰富的一类食物，大量进食可导致血尿酸增高，是痛风急性发作常见的诱因。动物内脏中含有大量胆固醇，经常进食该类食品可导致高胆固醇血症，导致心血管疾病的发病率增加。

含糖软饮料可显著增加血尿酸，且较烈酒更明显，与啤酒相当，但不含糖饮料与血尿酸水平无相关关系。果汁摄入的总量和痛风的发病率呈正相关。主要机制为果糖在肝脏内代谢消耗大量的三磷酸腺苷（ATP），增加了嘌呤代谢的原材料，导致胰岛素抵抗，间接导致血尿酸排泄减少。

大多数水果属碱性，且水果内含有大量的钾元素及维生素C，由此看来，水果应当是痛风的保护因素。但富含果糖的水果可增加痛风的发病率。果糖可直接促进人体的尿酸合成增多，大量进食某些水果可增加体内胰岛素水平，导致胰岛素抵抗，从而间接减少尿酸的排泄，而这一作用在合并代谢综合征的患者中更加显著。2008年Choi等发表了一项纳入46393名健康人，经过长达12年的前瞻性队列研究结果，提示含果糖丰富的水果与痛风发病率的增加呈正相关。

酒精是痛风重要的饮食危险因素，痛风的发病风险与酒精的摄入量呈剂量依赖性增加。饮酒对痛风的影响还与酒的种类相关。啤酒与痛风发病的相关性最强，每日摄入 12 盎司（约 355 ml）啤酒者痛风的发病风险为不饮酒者的 1.49 倍。烈酒也可增加痛风的发病风险。适量饮用红酒并不增加痛风的发病率。低至中度的饮酒对心血管疾病是一保护因素，尤其是对痛风最常见的发患者群（中年男性）作用最为显著。2012 年 ACR 痛风指南认为，所有痛风患者均应限制酒精的摄入，避免过度饮酒，痛风患者在关节炎急性发作期，尤其是药物未完全控制的痛风和慢性痛风石性关节炎患者应避免酒精摄入。

红肉指猪肉、牛肉、羊肉、鹿肉、兔肉等所有哺乳动物的肉。红肉可增加痛风发病率及出现心血管疾病的风险。火锅嘌呤含量非常丰富，痛风患者应忌食。家禽类的肉皮中嘌呤含量过高，如果过多摄入，可导致血尿酸水平明显升高。每日摄入适量家禽肉及蛋类对血尿酸水平影响不大。相对海鲜和红肉，家禽蛋白对血尿酸影响最小，因此推荐患者优先选择该类食品作为动物性蛋白质的主要来源。但禽类皮质组织中脂肪含量丰富，蛋黄胆固醇含量丰富，因此不建议患者过多摄入油炸、带皮的禽类食品以及蛋黄，蛋类限制在 1～2 个/天为宜。

海鲜嘌呤含量高，可导致血尿酸水平升高，使远期发展为痛风的风险增加。海鲜的嘌呤含量分为 3 类：较高，包括凤尾鱼、沙丁鱼、鱼卵、小虾、淡菜、白带鱼等；中等，包括海鳗、白鱼、草虾、鲑鱼、鲢鱼、三文鱼（生）等；较低，包括吞拿鱼、大比目鱼、蛤、龙虾、秋刀鱼、鳝鱼、三文鱼（灌装）等。前两类海鲜痛风患者应尽量不吃或少吃，嘌呤含量较低的海鲜，痛风患者可以适当进食。

以往认为豆类食品可升高血尿酸，诱发痛风急性发作。事实上，豆类尤其是豆制品不但不会引起血尿酸水平增高，反而可降低血尿酸，是痛风的保护性因素。豆类富含嘌呤，可增加血尿酸水平，但同时具有促进尿酸排出的作用，且豆制品比豆类作用更加显著，豆制品在存储与加工过程中会流失一些嘌呤成分。因此，应当鼓励痛风患者增加豆制品的摄入，而不是限制。

咖啡、巧克力不但不会诱发痛风，且与血尿酸增加呈负相关。对于习惯喝咖啡的痛风患者，不必限制其摄入；对无此习惯的患者也不推荐通过过度饮用咖啡来降低血尿酸。

维生素 C 可促进尿酸从肾脏的排泄，维生素 C 的摄入与痛风的发病率呈负相关。对于痛风患者可适当补充维生素 C，从而预防痛风的发作。

限制能量（卡路里）摄入可降低血尿酸，在制订痛风患者饮食方案时，医护人员不仅仅应关注食物嘌呤含量，还要控制总的能量摄入量。

总之，饮食控制不仅仅要注意低嘌呤，还需重视新发现的危险因素——果糖，不同食物的影响不同。应注意，限制能量，减轻体重，饮食控制固然重要，但不能代替降尿酸药物治疗。

三、痛风的膳食营养防治

1. 限制总能量，防止超重或肥胖

总能量一般按 20~25 kcal/(kg·d) （注：1 kcal≈4.186 kJ）。肥胖者减少能量摄入应循序渐进，防痛风急性发作。可按阶段减少，每阶段减少 500 kcal，并与实际活动消耗保持平衡，使体重逐步达到适宜目标。切忌减得过快，否则易导致机体产生大量酮体，酮体与尿酸相互竞争排出，可使血尿酸水平升高，促使痛风急性发作。较安全的减重速度是每周减轻 0.5~1 kg。

2. 多食用蔬菜、水果

推荐食用的蔬菜和水果如柠檬（水）、樱桃、马铃薯、甘薯、海藻、紫菜、海带等，但要注意少食苹果、香蕉等含糖高的水果。

3. 合理的膳食结构

在总能量限制的前提下，摄入蛋白质提供的能量应占总能量的 10%～15%，不宜过多。脂肪占总能量应小于 25%，其中饱和脂肪酸、单不饱和脂肪酸、多不饱和脂肪酸比例约为1:1:1，全日脂肪（包括食物中的脂肪及烹调油）应在 50 g 以内，糖类（碳水化合物）占总能量的 55%～65%。注意补充维生素与微量元素。

4. 液体摄入量充足

液体摄入量充足可增加尿酸溶解，有利于尿酸排出，每日应饮水 2000 ml（8~10 杯）以上，伴肾结石者最好能达到3000 ml。为了防止夜尿浓缩，夜间亦应补充水分。饮料以白开水、淡茶水、矿泉水、鲜果汁、菜汁、豆浆等为宜。

5. 少饮酒甚至禁酒

酒精容易使体内乳酸堆积，对尿酸排出有抑制作用，易诱发痛风。

6. 建立良好的饮食习惯

暴饮暴食或一餐中进食大量肉类常是痛风性关节炎急性发作的诱因，要定时定量，也可少食多餐。注意烹调方法，少用刺激性调味品，肉类煮后不喝汤可减少嘌呤摄入量。

7. 选择低嘌呤食物

一般人膳食摄入嘌呤为 600～1000 mg/d。在痛风急性期，嘌呤摄入量应控制在 150 mg/d 以内。为了使用上的方便，一般将食物按嘌呤含量分为三群，供选择食物时参考：

第一群：含嘌呤较少，每 100 g 含量小于 50 mg。

（1）谷类、薯类。大米、米粉、小米、糯米、大麦、小麦、荞麦、富强粉、面粉、通心粉、挂面、面条、面包、馒头、麦片、白薯、马铃薯、芋头。

（2）蔬菜类。白菜、卷心菜、芥菜、芹菜、青菜叶、空心菜、芥蓝菜、茼蒿菜、韭菜、黄瓜、苦瓜、冬瓜、南瓜、丝瓜、西葫芦、菜花、茄子、豆芽菜、青椒、萝卜、胡萝卜、洋葱、泡菜、咸菜、葱、姜、蒜头。

（3）水果类。橙、橘、苹果、梨、桃、西瓜、哈密瓜、香蕉、果汁、果冻、果干、果酱。

（4）鸡蛋、鸭蛋、皮蛋、牛奶、奶粉、乳酪、酸奶、炼乳。

（5）坚果及其他。猪血、猪皮、海参、海蜇皮、海藻、红枣、葡萄干、木耳、蜂蜜、瓜子、杏仁、栗子、莲子、花生、核桃仁、花生酱、枸杞、茶、咖啡、苏打水、巧克力、可可、油脂（在限量使用）。

第二群：含嘌呤较高，每 100 g 含 50～100 mg。

（1）米糠、麦麸、麦胚、粗粮、绿豆、红豆、花豆、豌豆、菜豆、豆腐干、豆腐、青豆、豌豆、黑豆。

（2）猪肉、牛肉、羊肉、鸡肉、兔肉、鸭、鹅、鸽、火鸡、火腿、牛舌。

（3）鳝鱼、鳗鱼、鲤鱼、草鱼、鲟鱼、鲑鱼、黑鲳鱼、大比目鱼、鱼丸、虾、龙虾、乌贼、螃蟹、芦笋、四季豆、鲜豌豆、昆布、菠菜。

第三群：含嘌呤高的食物，每 100g 含 150～1000mg。

猪肝、牛肝、牛肾、猪小肠、脑、白带鱼、白鲇鱼、沙丁鱼、凤尾鱼、鲢鱼、鲱鱼、鲭鱼、小鱼干、蛤蜊、浓肉汁、浓鸡汤、火锅汤、酵母粉。

在痛风急性发作期，宜选用含嘌呤少的食物，以牛奶及其制品，蛋类、蔬菜、水果、细粮为主。在缓解期，可适量选含嘌呤中等量的食物，如肉类食用量每日不超过 120 g，尤其不要在一餐中进食过多。不论在急性期或缓解期，均应避免食用含嘌呤高的食物，如动物内脏、沙丁鱼类、浓鸡汤及鱼汤等。

四、患者的饮食管理教育

（1）就诊时向患者做详细的疾病宣教，讲解痛风与饮食之间的关系。

（2）根据患者 BMI 及诱发因素制订出详细的个体化营养食谱。

　　每天应摄入量＝理想体重（kg）×20～25（kcal/kg）

　　总量分配：早餐 30％，午餐 40％，晚餐 30％。

　　分配原则：蛋白质 20％，脂肪 20％，糖类 60％。

　　蛋白质中动物性蛋白质占 50％，食用油不超过 25 g/d。

　　限制甜食、含糖饮料，新鲜蔬菜 500 g/d，新鲜水果100 g/d。

（3）在每次复诊随访中都应与患者共同制订出饮食方面的计划。

第三节　痛风的社区管理

一、管理目的

（1）评估治疗效果，及时调整治疗方案，进行规范化治疗，提高患者规范治疗的依从性，使患者血尿酸稳定维持在目标水平。

（2）监测并控制血尿酸，预防或延缓高尿酸血症或痛风并发症的发生。

（3）监测血尿酸、血糖、血压等指标，以及并发症和相关伴发疾病的变化。

（4）发挥社区卫生服务机构的优势，使痛风及高尿酸血症患者得到有效的连续性管理，同时减轻就医负担。

二、管理原则

（1）个体化管理原则：根据患者病情，制订个体化随诊计划。

（2）综合性管理原则：包括非药物治疗，药物治疗，相关指标和并发症、合并症监测，健康教育及行为干预。采取患者自我管理及家庭成员参与管理等综合性措施。

（3）连续性管理原则：对痛风患者进行定期联系的动态管理。

三、随访管理方式和随访要求及内容

（一）随访管理方式

（1）门诊随访（包括电话随访）：患者按照医师制订的随访时间，定期门诊随诊；医护人员定期电话与患者沟通，了解患者病情变化情况及指导正确的随诊及用药。

（2）家庭随访：主要指社区医务人员定期入户随访。

（3）集体随访：可在社区设点定时进行集体随访，随访方式包括义诊、健康教育活动、痛风及高尿酸血症患者经验交流、老年活动中心活动、居委会活动等。

（二）随访管理的内容及要求

痛风及高尿酸患者随访管理的内容及要求见表3－4、表3－5。

表3－4 痛风患者随访项目及内容

随访项目	随访内容	初诊	1个月	3个月	6个月	12个月
病史体检	症状和体征	√	√	√	√	√
	血压	√	√	√	√	√
	体重	√	√	√	√	√
	腹围	√	√	√	√	√

随访项目	随访内容	初诊	1个月	3个月	6个月	12个月
实验室检验	血尿酸	√	√	√	√	√
	血糖	√	√	√	√	√
	血脂	√		√		√
	尿常规	√		√		√
	肝功能	√	√		√	√
	肾功能	√	√	√		√
特殊检查	颈动脉内膜	√			√	√
	心脏彩超	√			√	√
	肾脏彩超	√			√	√
非药物治疗	饮食运动治疗	√	√	√	√	√
	心理咨询	√	√	√	√	√
	生活干预	√	√	√	√	√
药物治疗	合理用药指导	√	√	√	√	√
	药物不良反应登记	√	√	√	√	√

注：√表示复诊时需做的项目，空格则代表不用做。

表3-5 高尿酸血症患者随访项目及内容

随访项目	随访内容	初诊	3个月	6个月	12个月
病史体检	症状和体征	√	√	√	√
	血压	√	√	√	√
	体重	√	√	√	√
	腹围	√	√	√	√

随访项目	随访内容	初诊	3个月	6个月	12个月
实验室检验	血尿酸	√	√	√	√
	血糖	√	√	√	√
	血脂	√	√	√	√
	尿常规	√		√	√
	肝功能	√		√	√
	肾功能	√		√	√
特殊检查	颈动脉内膜	√			√
	心脏彩超	√			√
	肾脏彩超	√			√
非药物治疗	饮食运动治疗	√	√	√	√
	心理咨询	√	√	√	√
	生活干预	√	√	√	√
药物治疗	合理用药指导	√	√	√	√
	药物不良反应登记	√	√	√	√

注：√表示复诊时需做的项目，空格则代表不用做。

（三）痛风及高尿酸血症管理效果的评估

对社区痛风及高尿酸血症管理进行年度综合防治效果评价，考核指标包括痛风及高尿酸血症管理覆盖率、痛风及高尿酸血症患者规范化管理率、痛风及高尿酸血症血尿酸控制率、痛风及高尿酸血症防治知识知晓率。

第四章　痛风治疗及管理的误区

误区一：尿酸高就一定会得痛风，痛风患者血尿酸一定高

很多人在体检时查出血尿酸含量偏高，但没有典型的痛风症状，也称无症状高尿酸血症，但这并不是痛风。只有血液中的尿酸含量高到一定程度导致尿酸结晶沉积在关节的滑膜上，引起关节滑膜发炎时，才导致痛风性关节炎的发生。一般来讲，高尿酸血症的患者中约有10％会发生痛风。

也有痛风患者在痛风急性发作期时血尿酸并不高，这是因为患者关节的剧烈肿痛，反射性地使脑垂体大量产生促肾上腺皮质激素。血液中高浓度的促肾上腺皮质激素可激发肾上腺分泌过量的肾上腺皮质激素，该物质一方面可抑制关节炎症，另一方面又促使肾脏大量排出尿酸，从而使血尿酸水平迅速下降，若正好这时查血尿酸，血尿酸反而不高。

误区二：限制高嘌呤饮食就能防治痛风

人体血尿酸包括内源性和外源性两个来源，前者通过体内氨基酸、磷酸核糖及其他小分子化合物合成和核酸分解代谢产生，约占体内总尿酸的80％；后者从食物中的核苷酸分解而来，约占体内总尿酸的20％。严格限制嘌呤食物降低血尿酸的作用有限，仅能降低血尿酸浓度约 60 μmol/L（10 mg/L），多数患者

不能达到血尿酸浓度的理想目标值，因此并未祛除痛风发作的原发病因。而且50％以上的痛风患者体重超标，约3/4合并有高血压或高血脂。所以，单纯控制饮食是不够的，减轻体重、治疗并发疾病、避免使用利尿剂等可能导致血尿酸增高或阻止尿酸排泄的药物尤为重要。另外，很多患者注意了限制高嘌呤食物的摄入，如海鲜、动物内脏等，却忽视了对甜食摄入量的控制，也会诱发痛风的发作。

误区三：喝啤酒影响大，喝白酒对痛风没影响

饮白酒，尤其长期大量酗酒对痛风患者极其不利，因为乙醇代谢使血乳酸浓度增高，乳酸可抑制肾脏对尿酸的排泄作用。另外，乙醇能促进腺嘌呤核苷酸转化而使尿酸增高。再次，饮酒必然伴随高嘌呤、高蛋白质膳食，这样会进一步引起血尿酸水平升高，造成急性痛风性关节炎发作和慢性痛风性关节炎迁延难愈。

误区四：只有中年男性才会得痛风

中年男性的确是目前痛风的主要患病人群，但随着人们生活水平提高，饮食中嘌呤含量也越来越高。生活方式的改变，让很多年轻人也患上了痛风。女性由于雌激素能够促进尿酸排泄，患痛风的概率比男性要低很多。但更年期后，女性雌激素水平降低，痛风的发病率与同年龄段的男性相当。

误区五：痛风急性发作时需使用抗生素

痛风性关节炎急性发作时，关节处红、肿、热、痛明显，有些患者或非专科医生误认为是细菌感染所致，使用抗生素治疗痛风。实际上，抗生素对缓解急性期炎症是不起作用的，部分患者应用抗生素后局部症状的缓解，很可能是同时使用非甾体类抗炎药物或炎症自行缓解的结果。

误区六：痛风急性期迅速降尿酸治疗

痛风发作时，患者常会急切地想要把升高的血尿酸迅速降至正常范围，其实这种在急性期急于骤降尿酸的治疗，反而会加剧痛风的发作或导致痛风转移。这是因为血尿酸突然降低会导致已经沉积在关节及其周围组织的不溶性尿酸盐结晶脱落下来，引发急性痛风性关节炎发作。因此，痛风急性发作期主要是使用非甾体类抗炎药、秋水仙碱、小剂量糖皮质激素控制炎症；在炎症得到很好控制后，再加用小剂量的降尿酸药物，逐渐增加到足量。但在有些慢性痛风患者，疼痛已经没有间歇期，这时可在强有力抗炎的同时，小剂量加用降尿酸药物。

误区七：血尿酸降到正常水平即停止降尿酸治疗

痛风治疗的主要目的是减少痛风发作的频率，即使血尿酸水平降到正常也应继续降尿酸治疗，将血尿酸控制在理想水平（$<300\ \mu mol/L$）。当血尿酸低于 $357\ \mu mol/L$，能有效防止痛风的发生及复发；血尿酸维持在297.5 $\mu mol/L$以下，痛风石能逐渐被吸收，有预防关节破坏及肾损害、预防再次急性发作、防治痛风结石形成、保护肾功能的作用。如间歇期不将血尿酸浓度控制在理想值，痛风发作会更频繁，持续时间将更长，症状也会更重。

误区八：无症状的高尿酸血症不需治疗

有些患者血尿酸异常增高，虽然没有痛风急性发作的症状，但仍需要降尿酸治疗。《痛风及高尿酸血症诊治建议中国专家共识》对无症状高尿酸血症提出以下治疗建议：

（1）所有无症状的高尿酸血症患者均需进行治疗性生活方式改变，尽可能避免使用使尿酸升高的药物。

（2）无症状的高尿酸血症合并心血管危险因素或心血管疾病（包括高血压、糖耐量减低或糖尿病、高脂血症、冠心病、脑卒中、心力衰竭或肾功能异常），血尿酸大于 476 μmol/L（80 mg/L）时，应给予药物治疗；无心血管危险因素或心血管疾病的高尿酸血症，血尿酸值大于 535 μmol/L（90 mg/L）时给予药物治疗。

（3）血尿酸治疗的目标值为低于 357 μmol/L（60 mg/L）。

（4）积极控制无症状高尿酸患者并存的心血管危险因素。此外，有痛风家族史的患者也因进行降尿酸治疗。

参考文献

［1］杨金奎. 常见慢性病社区综合防治管理手册：糖尿病管理分册［M］. 北京：人民卫生出版社，2007.

［2］KHANNA D，KHANNA PP，FITZGERALD JD，et al. 2012 American College of Rheumatology guidelines for management of gout［M］. Arthritis Care Res（Hoboken），2012，64：1447－1461.

第五章　高尿酸血症和痛风治疗中国专家共识

共识要点

• 目前中国高尿酸血症（HUA）呈现高流行、年轻化、男性高于女性、沿海高于内地的趋势。

• HUA 是多种心血管危险因素及相关疾病（代谢综合征、2 型糖尿病、高血压、心血管事件及死亡、慢性肾病等）的独立危险因素。

• HUA 治疗前建议进行分型诊断，以利于治疗药物的选择。

• 生活方式指导、避免引起 HUA 的因素是预防 HUA 的核心策略。

• 痛风作为与 HUA 直接因果相关的疾病，应严格控制血尿酸在 360 μmol/L 以下，最好到 300 μmol/L，并长期维持。

• 对于无症状的 HUA，也应予以积极地分层治疗。

20 世纪 80 年代以来，随着我国人民生活水平的不断提高，高尿酸血症（hyperuricemia，HUA）的患病率呈逐年上升趋势，特别是在经济发达的城市和沿海地区，HUA 患病率达 5%～

23.5%[1-4]，接近西方发达国家的水平[5]。

　　HUA 与痛风之间密不可分，并且是代谢性疾病（糖尿病、代谢综合征、高脂血症等）、慢性肾病、心血管疾病、脑卒中的独立危险因素。近年来，国内外对于 HUA 与代谢性疾病及其他系统疾病的相关性有了更多新的研究和认识，但对于无症状HUA 是否有必要治疗及治疗标准等问题，尚未达成一致意见。因此，中华医学会内分泌学分会组织专家共同制定《高尿酸血症和痛风治疗中国专家共识》，为临床上有效控制 HUA 提供指导。

一、HUA 的流行病学及其危害

　　HUA 的流行总体呈现逐年升高的趋势，男性高于女性，且有一定的地区差异，南方和沿海经济发达地区较同期国内其他地区患病率高，可能与该地区居民摄入过多高嘌呤的海产品、动物内脏、肉类食品以及大量饮用啤酒等因素有关[2]。更重要的是，HUA 的患病人群呈现越来越年轻化的趋势。据统计，20 世纪80 年代欧美国家 HUA 患病率为 2%～18%。1998 年上海 HUA 患病率为 10.1%[6]；2003 年南京 HUA 患病率为 13.3%[7]；2004 年广州 HUA 患病率高达 21.8%[8]；2009 年山东 HUA 患病率为 16.7%，比同地区 2004 年明显增加，而且随着年龄增长而增高[2]。2010 年江苏农村 HUA 患病率达 12.2%[9]。同期黑龙江、内蒙古 HUA 患病率达 13.7%，且男性高达 21%[10]。2006 年宁波男、女性 HUA 患病年龄分别为 43.6±12.9 岁和55.7±12.4 岁，比 1998 年的上海调查结果中男、女性患病年龄分别提前 15 岁和 10 岁[11]。

　　在 HUA 高流行的同时，大量的研究证据凸显了 HUA 的危害。HUA 与代谢综合征（metabolic syndrome，MS）、2 型糖尿病（type 2 diabetes mellitus，T2DM）、高血压、心血管疾病、慢性肾病、痛风等密切相关，是这些疾病发生发展的独立危险因素[12]。

MS 是一组复杂的代谢紊乱症候群，其发生可能与胰岛素抵抗有关。MS 的患病率随着血尿酸（serum uric acid，SUA）的升高而升高。当 SUA 分别 < 360 μmol/L，$360 \sim 414$ μmol/L，$420 \sim 474$ μmol/L，$480 \sim 534$ μmol/L，$540 \sim 594$ μmol/L 和 >600 μmol/L（注：尿酸单位化学换算关系为 1 mg/dl=59.5 μmol/L，参照新的文献及临床方便性考虑，本文按 1 mg/dl=60 μmol/L 进行换算）时，MS 的发生率分别为 18.9%、36%、40.8%、59.7%、62% 和 70.7%，呈显著正相关[13]。SUA 水平与胰岛素抵抗显著相关[14,15]，与体质指数（BMI）和腰围[16]、总胆固醇、甘油三酯、低密度脂蛋白胆固醇（LDL-C）呈正相关，与高密度脂蛋白胆固醇（HDL-C）呈负相关[17]。HUA 是 T2DM 发生发展的独立危险因素，T2DM 发病风险随着 SUA 水平的升高而增加[18-23]。一项国内的研究发现，HUA 者发生糖尿病的风险较 SUA 正常者增加 95%。将 SUA 按四分位分层后，最高分位组较最低分位组糖尿病风险分别增加 145%（男）及 39%（女）[18]。普通人群中 SUA 水平每增加 60 μmol/L，新发糖尿病的风险增加 17%[19]。

SUA 是高血压发病的独立危险因素，二者可能存在因果关系。尿酸与肾动脉性高血压相关，尤其是使用利尿剂者[24]。SUA 水平每增加 60 μmol/L，高血压发病相对危险增加 13%[25,26]。一项动物试验通过诱导剂使大鼠 SUA 水平在 7 周内升高 96 μmol/L，收缩压随之平均增加 2.2 mmHg。如果同时给予降低 SUA 药物使 SUA 达到正常后，则血压不再升高，提示高尿酸与血压升高存在因果关系[27]。SUA 可预测心血管及全因死亡，是预测心血管事件发生的独立危险因素[28-30]。Meta 分析结果显示，在校正了年龄、性别、高血压、糖尿病、吸烟和高胆固醇血症因素后，HUA 患者的冠心病（coronary heart disease，CHD）总体发生风险为 1.09，HUA 患者 CHD 死亡的风险为 1.16。SUA 每增加 60 μmol/L，与正常 SUA 相比，CHD 死亡的风险增加 12%。女性患者的相关性更为显著[31]。HUA 显著增加心血管死亡风险[32]，可能与 HUA 降低 CHD 患者经皮冠状动脉介入治疗（percutaneous coronary intervention，PCI）后血流及再灌注、增加再狭窄的风险有关[29]。HUA 更是心力衰竭[33]、缺血性卒中发生及死亡的独立危险因素[30,34-36]。降低 SUA 可以显著改善冠脉血流及扩张型心肌病的左室功能[37]，减少高血压肾病患者心血管及全因死亡的风险[38]。

　　SUA 水平升高可导致急性尿酸性肾病、慢性尿酸性肾病和肾结石，增加发生肾衰竭的风险。而肾功能不全又是痛风的重要危险因素。大量研究证实，随着 SUA 的增高，慢性肾病(CKD)[39-41]、糖尿病肾病的患病率显著增加[42,43]，而生存率显著下降[44,45]。而且，SUA 也是急慢性肾衰竭发生[46-48]及预后差[49] 的 强 有 力 的 预 测 因 素。 而 肾 功 能 不 全，eGFR<60 ml/（min·1.73 m²）时痛风的风险急剧增加[50]。降低 SUA 对肾脏疾病的控制有益[51]。在日本，对于 CKD 3 级以上的患者，常规治疗方案推荐使用别嘌醇及苯溴马隆，通过降尿酸治疗延缓 CKD 进展，预防心血管事件发生[52]。

　　HUA 是痛风发生的最重要的生化基础和最直接病因。痛风特指急性特征性关节炎和慢性痛风石疾病，可并发肾脏病变，重者可出现关节破坏、肾功能受损。随着 SUA 水平的增高，痛风的患病率也逐渐升高，但是大多数 HUA 并不发展为痛风，只有尿酸盐结晶在机体组织中沉积造成损害才出现痛风；少部分急性期患者，SUA 水平也可在正常范围，因此，HUA 不能等同于痛风。仅依据 SUA 水平既不能确定痛风的诊断，也不能排除诊断。溶解尿酸盐结晶必须降低 SUA 水平。在一项随访 2～10 年的研究中，SUA>360 μmol/L 时，87.5%（14/16）患者出现膝关节液尿酸盐结晶，而 SUA ≤ 360 μmol/L 者只有 43.8%（7/16）。另有研究显示，控制 SUA<360 μmol/L 时，痛风性关

节炎的发作在最近一年内只有 1 次，而 SUA>360 μmol/L 患者则有 6 次[53]。在 3 年的临床观察期间，SUA 水平越高，一年后痛风的复发率也越高，显示出 SUA 为 360 μmol/L 与痛风发作的显著相关性[53]。将 SUA 控制在300 μmol/L以下更有利于痛风石的溶解。

二、HUA 的诊断标准和分型

国际上将 HUA 的诊断定义为正常嘌呤饮食状态下，非同日两次空腹 SUA 水平：男性>420 μmol/L，女性>360 μmol/L。

分型诊断：HUA 患者低嘌呤饮食 5 天后，留取 24 小时尿检测尿尿酸水平。根据 SUA 水平和尿尿酸排泄情况分为以下三型：

（1）尿酸排泄不良型：尿酸排泄低于 0.48 mg/(kg·h)，尿酸清除率小于 6.2 ml/min。

（2）尿酸生成过多型：尿酸排泄大于 0.51 mg/(kg·h)，尿酸清除率大于或等于 6.2 ml/min。

（3）混合型：尿酸排泄大于 0.51 mg/(kg·h)，尿酸清除率小于 6.2 ml/min。

注：尿酸清除率（Cua）＝尿尿酸×每分钟尿量/血尿酸

考虑到肾功能对尿酸排泄的影响，以肌酐清除率（Ccr）校正，根据Cua/Ccr值对 HUA 分型如下：大于 10％为尿酸生成过多型，小于 5％为尿酸排泄不良型，5％～10％为混合型。临床研究结果显示，90％的原发性 HUA 属于尿酸排泄不良型[54]。

表 5－1　血尿酸水平超过正常范围或者正常高限时，
多种伴发症的发生风险增加

作者	试验类型	血尿酸研究切点	研究结果
Dehghan A, et al[55]	前瞻性队列研究	>370 $\mu mol/L$	4536 名入选时无糖尿病的受试者，平均随访 10.1 年。SUA 大于 370 $\mu mol/L$ 者比 SUA 小于 276 $\mu mol/L$ 者患糖尿病风险增加 68%
Michiel J, et al[56]	前瞻性队列研究	>381 $\mu mol/L$	4385 例既往无 CHD 和脑卒中病史的患者，随访 8.4 年。SUA 大于 381 $\mu mol/L$ 与小于 251 $\mu mol/L$ 组比较，发生 CVD 和心肌梗死的风险分别为 1.68（1.24～2.27）和 1.87（1.12～3.13）
Kanbay M, et al[57]	前瞻性队列研究	男>420 $\mu mol/L$ 女>360 $\mu mol/L$	303 例慢性肾病 3～5 期者，平均随访 39 月（6～46 个月）46 个月存活率分别为 98.7%（正常 SUA 组），85.8% 两组有显著性差异（P=0.002）
Iseki K, et al[39]	回顾性队列研究	>300 $\mu mol/L$	在 6403 人群中 2 年的调查，与 SUA 小于 300 $\mu mol/L$ 者相比，大于 480 $\mu mol/L$ 者肌酐显著升高

三、HUA 的筛查和预防

　　HUA 的高危人群包括高龄、男性、肥胖、一级亲属中有痛风史、静坐的生活方式等。对于高危人群，建议定期进行筛查，通过检测 SUA，及早发现 HUA。

　　预防 HUA 应避免各种危险因素：

　　（1）饮食因素：高嘌呤食物如肉类、海鲜、动物内脏、浓的肉汤等，饮酒（尤其是啤酒）等均可使 SUA 水平升高。

（2）疾病因素：HUA 多与心血管和代谢性疾病伴发，相互作用，相互影响。因此，注意对这些患者进行 SUA 检测，及早发现 HUA。

（3）避免长期使用可能造成尿酸升高的治疗伴发病的药物：建议经过权衡利弊后去除可能造成尿酸升高的药物，如噻嗪类及袢利尿剂、烟酸、小剂量阿司匹林等。对于需服用利尿剂且合并 HUA 的患者，避免应用噻嗪类利尿剂。而小剂量阿司匹林（<325 mg/d）尽管升高 SUA，但作为心血管疾病的防治手段不建议停用。

四、HUA 患者 SUA 的控制目标及干预治疗切点

控制目标：SUA 小于 360 μmol/L（对于有痛风发作的患者，SUA<300 μmol/L）。

干预治疗切点：男性 SUA 小于 420 μmol/L，女性大于360 μmol/L。

鉴于大量研究证实 SUA 水平超过正常范围或者正常高限时，多种伴发症的发生风险增加（表 5-1），建议对于 HUA 合并心血管危险因素和心血管疾病者，应同时进行生活指导及药物降尿酸治疗，使 SUA 长期控制在360 μmol/L以下。对于有痛风发作的患者，则需将 SUA 长期控制在 300 μmol/L 以下，以防止反复发作。对于无心血管危险因素或无心血管伴发疾病的HUA 者，建议仍给予相应的干预方案。

五、HUA 的治疗

（一）一般治疗

1. 生活方式指导

生活方式改变包括健康饮食、限制烟酒、坚持运动和控制体

重等。改变生活方式同时也有利于对伴发症（如冠心病、肥胖、代谢综合征、糖尿病、高脂血症及高血压）的管理。积极开展患者医学教育，提高患者防病治病的意识，提高治疗依从性。荟萃分析显示饮食治疗大约可以降低10％～18％的SUA[58]或使SUA降低70～90 μmol/L[59]。

（1）健康饮食：已有痛风、HUA、有代谢性和心血管危险因素及中老年人群，饮食应以低嘌呤食物为主，建议见表5-2。

（2）多饮水，戒烟限酒：饮水量保证尿量在每天1500 ml以上，最好在每天2000 ml以上。同时提倡戒烟，禁啤酒和白酒，红酒适量。

表5-2　高尿酸血症的饮食建议

避免	限制	鼓励
内脏等高嘌呤食物（肝、肾）	牛、羊、猪肉、富含嘌呤的海鲜	低脂或无脂食品
高果糖谷物糖浆的饮料（如汽水、果汁）或食物	天然水果汁、糖、甜点、盐（包括酱油和调味汁）	蔬菜
酒精滥用（发作期或进展期者严格禁酒）	酒精（尤其是啤酒，也包括白酒）	

（3）坚持运动，控制体重：每日中等强度运动30分钟以上。肥胖者应减体重，使体重控制在正常范围。

2. 适当碱化尿液

当尿pH值在6.0以下时，需碱化尿液。尿pH值6.2～6.9有利于尿酸盐结晶溶解和从尿液排出[60,61]，但尿pH值＞7.0易形成草酸钙及其他类结石。因此，碱化尿液过程中要检测尿pH值。

常用药物：碳酸氢钠或枸橼酸氢钾钠。

口服碳酸氢钠（小苏打）：每次1 g，每日3次。由于本品在胃中产生二氧化碳，可增加胃内压，并可引起嗳气和继发性胃酸分泌增加，长期大量服用可引起碱血症，并因钠负荷增加诱发充血性心力衰竭和水肿。晨尿酸性时，晚上加服乙酰唑胺 250 mg，以增加尿酸溶解度，避免结石形成。

枸橼酸钾钠合剂 Shohl 溶液（枸橼酸钾 140 g，枸橼酸钠 98 g，加蒸馏水至 1000 ml）：每次 10～30 ml，每日 3 次。使用时应监测血钾浓度，避免发生高钾血症。

枸橼酸氢钾钠颗粒：该药不能用于急性或慢性肾衰竭患者，或当绝对禁用氯化钠时不能使用。枸橼酸氢钾钠也禁用于严重的酸碱平衡失调（碱代谢）或慢性泌尿道尿素分解菌感染。

（二）积极治疗与血尿酸升高相关的代谢性及心血管危险因素

积极控制肥胖、代谢综合征、2 型糖尿病、高血压、高脂血症、冠心病或卒中、慢性肾病等。

二甲双胍、阿托伐他汀、非诺贝特、氯沙坦、氨氯地平在降糖、调脂、降压的同时，均有不同程度的降尿酸作用，建议优先选择。

（三）痛风的治疗路径

HUA 治疗是痛风预防和治疗的关键部分，本共识推荐痛风治疗路径见图 5-1。11%～49% 的痛风患者在急性期时 SUA 在正常值范围内。回顾性分析发现 81% SUA 正常的新诊断痛风患者在 1 个月左右尿酸均会升高。痛风急性期/发作但 SUA 正常可能的原因有：

（1）在急性炎症及应激情况下，SUA 作为"负的"急性期反应物临时降低；

（2）在急性期肾脏排泄尿酸增加；

（3）还有些患者在痛风发作时停止了一些引起 HUA 的因素，如停用利尿剂、减肥或戒啤酒。因此 SUA 作为痛风急性发作期的诊断价值有限[62]。

　　确诊痛风后 SUA 的控制目标要低于诊断标准，即均要长期控制到小于 360 μmol/L，以维持在尿酸单钠的饱和点之下，而且有证据显示 SUA 低于300 μmol/L将防止痛风反复发作。因此建议，只要痛风诊断确立，待急性症状缓解（≥2 周）后开始降尿酸治疗；也可在急性期抗炎治疗的基础上立即开始降尿酸治疗，维持 SUA 在目标范围内。

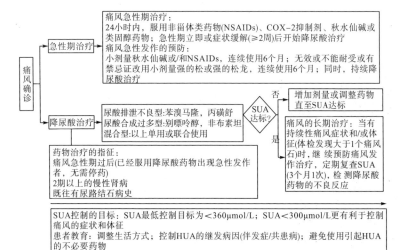

图 5-1　痛风的治疗路径

（四）HUA 治疗路径

HUA 治疗路径见图 5-2。

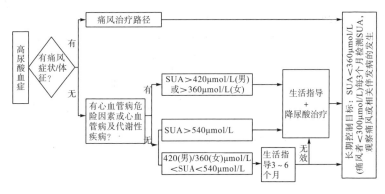

图 5-2 HUA 的治疗路径

（五）降尿酸药物的选择

可以根据患者的病情及 HUA 分型，药物的适应证、禁忌证及其注意事项等进行药物的选择和应用。目前临床常用药物包含抑制尿酸合成的药物和增加尿酸排泄的药物，其代表药物分别为别嘌醇和苯溴马隆。

1. 抑制尿酸合成的药物——黄嘌呤氧化酶抑制剂

黄嘌呤氧化酶抑制剂（xanthine oxidase inhibitors，XOI）抑制尿酸合成，包括别嘌醇及非布司他。别嘌醇及其代谢产物氧嘌呤醇通过抑制黄嘌呤氧化酶的活性（后者能使次黄嘌呤转为黄嘌呤，再使黄嘌呤转变成尿酸），使尿酸生成减少。

（1）别嘌醇。

适应证：①慢性原发性或继发性痛风的治疗，控制急性痛风发作时，须同时应用秋水仙碱或其他消炎药，尤其是在治疗开始的几个月内；②用于治疗伴有或不伴有痛风症状的尿酸性肾病；③用于反复发作性尿酸结石患者；④用于预防白血病、淋巴瘤或其他肿瘤在化疗或放疗后继发的组织内尿酸盐沉积、肾结石等。

用法及用量：①小剂量起始，逐渐加量。初始剂量每次 50mg，每日 2 或 3 次。小剂量起始可以减少早期治疗开始时的烧灼感，也可以规避严重的别嘌醇相关的超敏反应。2~3周后增至每日 200~400 mg，分 2 或 3 次服用；严重痛风者每日可用至 600 mg。维持量成人每次 100~200 mg，每日 2 或 3 次。②肾功能下降时，如 Ccr＜60ml/min，别嘌醇应减量，推荐剂量为 50~100 mg/d，Ccr 低于 15 ml/min 禁用。

儿童治疗继发性 HUA 常用量：6 岁以内每次 50 mg，每日 1~3 次；6~10 岁，每次 100 mg，每日 1~3 次。剂量可酌情调整。同样需要多饮水，碱化尿液。

注意事项：别嘌醇的严重不良反应与所用剂量相关，当使用最小有效剂量能够使血尿酸达标时，尽量不增加剂量。

不良反应：包括胃肠症状、皮疹、肝功能损害、骨髓抑制等，应予监测。大约 5％患者不能耐受。偶有发生严重的"别嘌醇超敏反应综合征"。

禁忌证：对别嘌醇过敏、严重肝肾功能不全和明显血细胞低下者、孕妇、有可能怀孕妇女以及哺乳期妇女禁用。

密切监测别嘌醇的超敏反应。主要发生在最初使用的几个月内，最常见的是剥脱性皮炎。使用噻嗪类利尿剂及肾功能不全是超敏反应的危险因素。超敏反应在美国发生率是 1∶1000，比较严重的有 Stevens－Johnson 综合征、中毒性表皮坏死松解症、系统性疾病（嗜酸性粒细胞增多症、脉管炎，以及主要器官的疾病），文献报道病死率达 20％~25％。

已有研究结果证明别嘌醇相关的严重超敏反应与白细胞抗原 HLA－B＊5801 密切相关，而朝鲜族 CKD 3 期患者（HLA－B＊5801 等位基因频率为 12％）或者是中国汉族、泰国人（HLA－B＊5801 等位基因频率为 6％~8％）中 HLA－B＊5801 阳性者比白种人高（白种人 HLAB＊5801 等位基因频率仅为 2％），发生超敏反应的风险更大。因此，亚裔人群在使用别嘌醇前，应该进行 HLA－B＊5801 快速 PCR 检测，而 2008 年我国台湾地区已经对于准备使用别嘌醇的患者实施该基因的检测，对于结果阳性的患者禁止使用[63,64]，因此建议有条件时在用药前先进行基因检测。

（2）非布司他。

2009 年在美国食品药品监督管理局（FDA）批准了一种治疗 HUA 的痛风药物——非布司他（febuxostat，商品名 ULORIC），为非嘌呤类黄嘌呤氧化酶选择性抑制剂。该药的服用剂量为 40 mg 或 80 mg，每日 1 次。推荐非布司他片的起始剂量为 40 mg，每日 1 次。如果 2 周后，血尿酸水平仍不低于 6 mg/dl（约 360 μmol/L），建议剂量增至 80 mg，每日 1 次。给药时，无须考虑食物和抗酸剂的影响。轻、中度肾功能不全的患者无须调整剂量。

不良反应：常见药物不良反应主要有肝功能异常、恶心、关节痛、皮疹。

禁忌证：本品禁用于正在接受硫唑嘌呤、巯嘌呤治疗的患者。

注意事项：在服用非布司他的初期，经常出现痛风发作频率增加。这是因为血尿酸浓度降低，导致组织中沉积的尿酸盐动员。为预防治疗初期的痛风发作，建议同时服用非甾体类抗炎药或秋水仙碱。在非布司他治疗期间，如果痛风发作，无须中止非布司他治疗。应根据患者的具体情况，对痛风进行相应治疗。

2. 增加尿酸排泄的药物

抑制尿酸盐在肾小管的主动再吸收，增加尿酸盐的排泄，从而降低血中尿酸盐的浓度，可缓解或防止尿酸盐结晶的生成，减少关节的损伤，亦可促进已形成的尿酸盐结晶的溶解。由于 90% 以上的 HUA 为肾脏尿酸排泄减少所致，促尿酸排泄药适用人群更为广泛[54]。代表药物为苯溴马隆、丙磺舒。在使用这类药物时要注意多饮水和使用碱化尿液的药物。此外，在使用此类药物之前要测定尿尿酸的排出量，如果患者的 24 小时尿尿酸的排出量已经增加（>3.54 mmol）或有泌尿系结石则禁用此类药物，在溃疡病或肾功能不全者慎用。

（1）苯溴马隆。

适应证：原发性和继发性高尿酸血症，痛风性关节炎间歇期及痛风结节肿等。长期使用对肾脏没有显著影响，可用于 Ccr 大于 20 ml/min 的肾功能不全患者。对于 Ccr 大于 60 ml/min 的成人无须减量，每日 50~100 mg。通常情况下服用苯溴马隆 6~8 天 SUA 明显下降，降 SUA 强度及达标率强于别嘌醇[65]，坚持服用可维持体内 SUA 水平达到目标值。长期治疗 1 年以上（平均 13.5 个月）可以有效溶解痛风石[66]。该药与降压、降糖和调脂药物联合使用没有药物相互影响。

用法及用量：成人开始剂量为每次口服 50 mg，每日 1 次，早餐后服用。用药 1~3 周检查血尿酸浓度，在后续治疗中，成人及 14 岁以上患者每日50~100 mg。

注意事项：治疗期间需大量饮水以增加尿量（治疗初期饮水量不得少于 1500~2000 ml），以促进尿酸排泄，避免排泄尿酸过多而在泌尿系统形成结石。在开始用药的前 2 周可酌情给予碳酸氢钠或枸橼酸合剂，使患者尿液的 pH 值调节在 6.2~6.9。定期测量尿液的酸碱度。

不良反应：可能出现胃肠不适、腹泻、皮疹等，较为少见。罕见肝功能损害，国外报道发生率为 1/17000。

禁忌证：对本品中任何成分过敏者。严重肾功能损害者（肾小球滤过率低于 20ml/min）及患有严重肾结石的患者。孕妇、有可能怀孕妇女以及哺乳期妇女禁用。

（2）丙磺舒。

丙磺舒适用于痛风。用法及用量：成人一次 0.25 g，每日 2 次，一周后可增至一次 0.5 g，每日 2 次。根据临床表现及血和尿尿酸水平调整药物用量，原则上以最小有效量维持。

注意事项：不宜与水杨酸类药、阿司匹林、依他尼酸、氢氯噻嗪、保泰松、吲哚美辛及口服降糖药同服。服用本品时应保持摄入足量水分（每日 2500 ml 左右），防止形成肾结石，必要时同时服用碱化尿液的药物。定期检测血和尿 pH 值、肝肾功能及血尿酸和尿尿酸等。

禁忌证：①对本品及磺胺类药过敏者。②肝肾功能不全者。③伴有肿瘤的高尿酸血症者，或使用细胞毒的抗癌药、放射治疗患者，均不宜使用本品，因可引起急性肾病。有尿酸结石的患者属于相对禁忌证。也不推荐儿童、老年人、消化性溃疡者使用。痛风性关节炎急性发作症状尚未控制时不用本品。如在本品治疗期间有急性发作，可继续应用原来的用量，同时给予秋水仙碱或其他非甾体类抗炎药治疗。

（3）尿酸氧化酶。

尿酸氧化酶可催化尿酸氧化为更易溶解的尿囊素，从而降低 SUA 水平。生物合成的尿酸氧化酶主要有：①重组黄曲霉菌尿酸氧化酶（Rasburicase），又名拉布立酶，粉针剂，目前适用于化疗引起的高尿酸血症患者；②聚乙二醇化重组尿酸氧化酶（PEG－uricase），静脉注射使用。二者均有快速、强力降低 SUA 的疗效，主要用于重度 HUA、难治性痛风，特别是肿瘤溶解综合征患者；③培戈洛酶（Pegloticase），一种聚乙二醇化尿酸特异性酶，已在美国和欧洲上市，用于降尿酸及减少尿酸盐结晶的沉积，在欧洲获得治疗残疾的痛风石性痛风患者。目前在中国尚未上市。

3. 联合治疗

如果单药治疗不能使 SUA 控制达标，则可以考虑联合治疗。即 XOI 与促尿酸排泄的药物联合，同时其他排尿酸药物也可以作为合理补充（在适应证下应用），如氯沙坦、非诺贝特等。

氯沙坦、非诺贝特可以辅助降低痛风患者的尿酸水平。高血压患者伴血尿酸增高，选用氯沙坦抗高血压的同时，亦能降低血尿酸；另外，氯沙坦治疗合并血尿酸升高的慢性心功能不全患者可使血尿酸下降。非诺贝特可作为治疗高甘油三酯血症伴高尿酸血症的首选。如果仍不能达标，还可以联合培戈洛酶。

4. 降尿酸药应持续使用

研究证实，持续降尿酸治疗比间断服用者更能有效控制痛风发作[58,67]，共识建议在 SUA 达标后应持续使用，定期监测。

5. 中药治疗

中药治疗痛风及 HUA 日益受到关注。中药具有抗炎、镇痛、活血、消肿和降低 SUA 的作用，但仍需设计严谨的循证医学证据。

参考文献

[1] 王德光，郝丽，戴宏，等. 安徽省成人慢性肾脏病流行病学调查 [J]. 中华肾脏杂志，2012，28：101－105.

[2] 阎胜利，赵世华，李长贵，等. 山东沿海居民高尿酸血症及痛风五年随访研究 [J]. 中华内分泌代谢杂志，2011，27：548－552.

[3] 周戈，齐慧，赵根明，等. 上海市浦东新区居民高尿酸血症与慢性肾病相关性研究 [J]. 中华流行病学杂志，2012，33：351－355.

[4] 邹贵勉，黄江燕，车文体，等. 广西城市社区居民高尿酸血症流行病学调查及其与慢性肾脏病的关系 [J]. 中华内分泌代谢杂志，2011，27：561－565.

[5] LUK AJ，SIMKIN PA. Epidemiology of hyperuricemia and gout [J]. Am J Manag Care，2005，11（15 Suppl）：S435－442.

[6] 杜蕙，陈顺乐，王元，等. 上海市黄浦区社区高尿酸血症与痛风流行病学调查 [J]. 中华风湿病学杂志，1998，2：75－78.

[7] 邵继红，莫宝庆，喻荣彬，等. 南京市社区人群高尿酸血症与痛风的流行病学调查疾病控制杂志 [J]. 2003，7：305－308.

[8] 古萍. 广州市体检人群高尿酸血症患病情况及相关疾病分析 [J]. 中国热带医学，2006，6：1083－1084.

[9] 蒙剑芬，朱玉静，谈文峰，等. 江苏省高邮市农村高尿酸血症流行病学调查 [J]. 中华风湿病学杂志，2012，16：436－441.

[10] QIU L，CHENG XQ，WU J，et al. Prevalence of hyperuricemia and its related risk factors in healthy adults from Northern and Northeastern Chinese provinces [J]. C Public Health，2013，13：664.

[11] 毛玉山，周丽诺，叶红英，等. 宁波市某石化企业员工高尿酸血症和痛风患病率调查 [J]. 中华内分泌代谢杂志，2006，22：338－341.

[12] ZHU Y，PANDYA BJ，CHOI HK. Comorbidities of gout and hyperuricemia in the US general population：NHANES 2007—2008 [J]. Am J Med，2012，125：679－687.

[13] CHOI HK，FORD ES. Prevalence of the metabolic syndrome in Individuals with hyperuricemia [J]. Am J Med，2007，120：442－447.

[14] ISHIZAKA N，ISHIZAKA Y，TODA E，et al. Association between serum uric acid，metabolic syndrome，and carotid atherosclerosis in Japanese individuals [J]. Arterioscler

Thromb Vasc Biol, 2005, 25: 1038-1044.

[15] OSGOOD K, KRAKOFF J, THEARLE M. Serum uric acid predicts both current and future components of the metabolic syndrome [J]. Metab Syndr Relat Disord, 2013, 11: 157-62.

[16] POLETTO J, HARIMA HA, Roberta SR, et al. Gouvea ferreira hyperuricemia and associated factors: a cross-sectional study of Japanese - Brazilians [J]. Cad Saude Publica, 2011, 27: 369-378.

[17] SOANS G, MURGOD R. Evaluation of role of hyperuricemia as an active component of metabolic syndrome [J]. Int J Analyt Pharm Biomed Sci, 2012, 1: 65-72.

[18] WANG T, BI Y, XU M, et al. Serum uric acid associates with the incidence of type 2 diabetes in a prospective cohort of middle-aged and elderly Chinese [J]. Endocrine, 2011, 40: 109-116.

[19] KODAMA S, SAITO K, YACHI Y, et al. Association between serum uric acid and development of type 2 diabetes [J]. Diabetes Care, 2009, 32: 1737-1742.

[20] BHOLE V, CHOI JW, KIM SW, et al. Serum uric acid levels and the risk of type 2 diabetes: a prospective study [J]. Am J Med, 2010, 123: 957-961.

[21] WIIK BP, LARSTORP AC, HOIEGGEN A, et al. Serum uric acid is associated with newonset diabetes in hypertensive patients with left ventricular hypertrophy: The LIFE Study [J]. Am J Hypertens, 2010, 23: 845-851.

[22] VIAZZI F, LEONCINI G, VERCELLI M, et al. Serum

uric acid levels predict new－onset type 2 diabetes in hospitalized patients with primary hypertension: the MAGIC study [J]. Diabetes Care, 2011, 34: 126－128.

[23] JIA Z, ZHANG X, KANG S, et al. Serum uric acid levels and incidence of impaired fasting glucose and type 2 diabetes mellitus: A meta-analysis of cohort studies [J]. Diabetes Res Clin Pract, 2013, 101: 88－96

[24] CANNON PJ, STASON WB, DEMARTINI FE, et al. Hyperuricemia in primary and renal hypertension [J]. N Engl J Med, 1966, 275: 457－464.

[25] GRAYSON PC, KIM SY, LAVALLEY M, et al. Hyperuricemia and incident hypertension: a systematic review and meta-analysis [J]. Arthritis Care Res (Hoboken), 2011, 63: 102－110.

[26] VIAZZI F, ANTOLINI L, GIUSSANI M, et al. Serum uric acid and blood pressure in children at cardiovascular risk [J]. Pediatrics. 2013, 132: e93－99

[27] MAZZALI M, HUGHES J, KIM YG, et al. Elevated uric acid increases blood pressure in the rat by a Hovel crystal independent mechanism [J]. Hypertension, 2001, 38: 1101－1106.

[28] IOANNOU GN, BOYKO EJ. Effects of menopause and hormone replacement therapy on the associations of hyperuricemia with mortality [J]. Atherosclerosis, 2013, 226: 220－227.

[29] AKPEK M, KAYA MG, UYAREL H, et al. The association of serum uric acid levels on coronary flow in patients with STEMI undergoing primary PCI [J].

Atherosclerosis，2011，219：334－341.

[30] CHEN JH，CHUANG SY. Serum uric acid level as an independent risk factor for allcause，cardiovascular，and ischemic stroke mortality：a Chinese cohort study ［J］. Arthritis Rheum，2009，61：225－232.

[31] KIM SY，GUEVARA JP，KIM KM，et al. Hyperuricemia and coronary heart disease：a systematic review and meta-analysis ［J］. Arthritis Care Res (Hoboken)，2010，62：170－180.

[32] STACK AG，HANLEY A，CASSERLY LF，et al. Independent and conjoint associations of gout and hyperuricaemia with total and cardiovascular mortality ［J］. QJM，2013，106：647－658

[33] GOTSMAN I，KEREN A，LOTAN C，et al. Changes in uric acid levels and allopurinol use in chronic heart failure：association with improved survival ［J］. J Card Fail，2012，18：694－701.

[34] 廖伟光，陈协生，李锦萍，等. 高血压合并无症状高尿酸血症患者降低血尿酸水平对血压影响的对比研究 ［J］. 中华临床医师杂志，2012，6：98－101.

[35] WEIR CJ，MUIR SW，WALTERS MR，et al. Serum urate as an independent predictor of poor outcome and future vascular events after acute stroke ［J］. Stroke，2003，34：1951－1956.

[36] CHIQUETE E，RUIZ－SANDOVAL JL，MURILLO－BONILLA LM. Serum uric acid and outcome after acute ischemic stroke：PREMIER study ［J］. Cerebrovasc Dis，2013，35：168－174.

[37] ERDOGAN D, TAYYAR S, UYSAL BA, et al. Effects of allopurinol on coronary microvascular and left ventricular function in patients with idiopathic dilated cardiomyopathy [J]. Can J Cardiol, 2012, 28: 721-727.

[38] TERAWAKI H, NAKAYAMA M, MIYAZAWA E, et al. Effect of allopurinol on cardiovascular incidence among hypertensive nephropathy patients: the Gonryo study [J]. Clin Exp Nephrol, 2013, 17 (4): 549-553.

[39] ISEKI K, OSHIRO S, TOZAWA M, et al. Significance of hyperuricemia on the early detection of renal failure in a cohort of screened subjects [J]. J Hypertens Res, 2001, 24: 691-697.

[40] TOMITA M, MIZUNO S, YAMANAKA H, et al. Does hyperuricemia affect mortality? A prospective cohort study of Japanese male workers [J]. J Epidemiol, 2000, 10: 403-409.

[41] KAWASHIMA M, WADA K, OHT H, et al. Association between asymptomatic hyperuricemia and new- onset chronic kidney disease in Japanese male workers: a long-term retrospective cohort study [J]. BMC Nephrology, 2011, 12: 31-36.

[42] CAI XL, HAN XY, JI LN. High-normal serum uric acid is associated with albuminuria and impaired glomerular filtration rate in Chinese type 2 diabetic patients [J]. Chin Med J (Engl), 2011, 124: 3629-3634.

[43] 王黎敏, 庄严, 孟莉. 高尿酸血症对 2 型糖尿病肾病发展的影响 [J]. 中国热带医学, 2009, 9: 1008-1009.

[44] SYRJÄNEN J, MUSTONEN J, PASTERNACK A, et

al. Hypertriglyceridaemia and hyperuricaemia are risk factors for progression of IgA nephropathy [J]. Nephrol Dial Transplant，2000，15：34－42.

［45］邱强，陈香美，谢院生，等. 影响 IgA 肾病高尿酸血症的因素 [J]. 中国中西医结合肾病杂志，2005，6：329－331.

［46］BEN-DOV IZ，KARK JD. Serum uric acid is a GFR-independent long－term predictor of acute and chronic renal insufficiency：the Jerusalem Lipid Research Clinic cohort study [J]. Nephrol Dial Transplant，2011，26：2558－2566.

［47］ISEKI K，IKEMIYA Y，INOUE T，et al. Significance of hyperuricemia as a risk factor for developing ESBD in a screened cohort [J]. Am J Kidney，2004，44：642－650.

［48］HERAS M，FERNÁNDEZ－REYES MJ，GUERRERO MT，et al. Acute renal failure predictors in elderly patients with chronic kidney disease [J]. Nefrologia，2012，32：819－823.

［49］MUREA M. Advanced kidney failure and hyperuricemia [J]. Adv Chronic Kidney Dis，2012，19：419－24.

［50］KRISHNAN E. Reduced glomerular function and prevalence of gout：NHANES 2009－10 [J]. PLoS One，2012，7：e50046.

［51］SIU YP，LEUNG KT，TONG MK，et al. Use of allopurinol in slowing the progression of renal disease through its ability to lower serum uric acid level [J]. Am J Kidney Dis，2006，47：51－59.

［52］NAKAYA I，NAMIKOSHI T，TSURUTA Y，et al. Management of asymptomatic hyperuricaemia in patients with chronic kidney disease by Japanese nephrologists: a questionnaire survey [J]. Nephrology (Carlton), 2011, 16: 518－521.

[53] PEREZ－RUIZ F, LIOTÉ F. Lowering serum uric acid levels: what is the optimal target for improving clinical outcomes in gout? [J]. Arthritis Rheum, 2007, 57: 1324－1328.

[54] DINCER HE, DINCER AP, LEVINSON DJ. Asymptomatic hyperuricemia: to treat or not to treat [J]. Cleve Clinic J Med, 2002, 69: 594－608.

[55] DEHGHAN A, Van HOEK M, SIJBRANDS EJ, et al. High serum uric acid as a novel risk factor for type 2 diabetes [J]. Diabetes Care, 2008, 31: 361－353.

[56] BOS MJ, KOUDSTAAL PJ, HOFMAN A, et al. Uric acid is a risk factor for myocardial infarction and stroke: the Rotterdam study [J]. Stroke, 2006, 37: 1503－1507.

[57] KANBAY M, YILMAZ MI, SONMEZ A, et al. Serum uric acid independently predicts cardiovascular events in advanced nephropathy [J]. Am J Nephrol, 2012, 36: 324－331.

[58] SINGH JA, REDDY SG, KUNDUKULAM J. Risk factors for gout and prevention: a systematic review of the literature [J]. Curr Opin Rheumatol, 2011, 23: 192－202.

[59] CHOI HK, ATKINSON K, KARLSON EW, et al. Purine－rich foods, dairy and protein intake, and the risk of gout in men [J]. N Engl J Med, 2004, 350: 1093－1103.

[60] TRINCHIERI A, ESPOSITO N, CASTELNUOVO C.

Dissolution of radiolucent renal stones by oral alkalinization with potassium citrate/potassium bicarbonate [J]. Arch Ital Urol Androl，2009，81：188-191.

［61］李强，于萍. 无症状性高尿酸血症的诊断与治疗［J］. 国际内分泌代谢杂志，2011，31：217-223.

［62］ZHANG W，DOHERTY M，PASCUAL E，et al. EULAR evidence based recommendations for gout. Part I：Diagnosis. Report of a task force of the Standing Committee for International Clinical Studies Including Therapeutics（ESCISIT） ［J］. Ann Rheum Dis，2006，65：1301-1311.

［63］KHANNA D，KHANNA PP，FITZGERALD JD，et al. 2012 American College of Rheumatology guidelines for management of gout. Part 2：therapy and antiinflammatory prophylaxis of acute gouty arthritis［J］. Arthritis Care Res（Hoboken），2012，64：1447-1461.

［64］HERSHFIELD MS，CALLAGHAN JT，TASSANEEYAKUL W，et al. Clinical pharmacogenetics implementation consortium guidelines for human leukocyte antigen－B genotype and allopurinol dosing［J］. Clin Pharmacol Ther，2013，93：153-158.

［65］PEREZ-RUIZ F，ALONSO-RUIZ A，CALABOZO M，et al. Efficacy of allopurinol and benzbromarone for the control of hyperuricaemia. A pathogenic approach to the treatment of primary chronic gout［J］. Ann Rheum Dis，1998，57：545-549.

［66］PEREZ－RUIZ F，CALABOZO M，PIJOAN JI，et al. Effect of urate－lowering therapy on the velocity of size

reduction of tophi in chronic gout ［J］. Arthritis Rheuma,
2002，47: 356－360.

［67］ MASBERNARD A, GIUDICELLI CP. Ten years'
experience with benzbromarone in the management of gout
and hyperuricaemia ［J］. S Afr Med J, 1981, 59:
701－706.

2016 中国痛风诊疗指南

痛风是一种单钠尿酸盐（MSU）沉积所致的晶体相关性关节病，与嘌呤代谢紊乱及（或）尿酸排泄减少所致的高尿酸血症直接相关，属代谢性风湿病范畴。痛风可并发肾脏病变，严重者可出现关节破坏、肾功能损害，常伴发高脂血症、高血压病、糖尿病、动脉硬化及冠心病等[1-3]。

不同国家的痛风患病率不同[4-5]，美国国民健康与营养调查（National Health and Nutrition Examination Survey，NHANES）的数据显示，美国痛风患病率从 1988—1994 年的 2.64％升至 2007—2010 年的 3.76％[6]。一项基于 120 万英国人的健康档案大数据显示，2012 年英国痛风患病率约为 2.49％[7]。我国缺乏全国范围痛风流行病学调查资料，但根据不同时间、不同地区报告的痛风患病情况，目前我国痛风的患病率在 1％～3％，并呈逐年上升趋势[4-5,8-13]。国家风湿病数据中心（Chinese Rheumatism Data Center，CRDC）网络注册及随访研究的阶段数据显示，截至 2016 年 2 月，基于全国 27 个省、市、自治区 100 家医院的 6 814 例痛风患者有效病例发现，我国痛风患者平均年龄为 48.28 岁（男性 47.95 岁，女性 53.14 岁），逐步趋年轻化，男：女为 15：1。超过 50％的痛风患者为超重或肥胖。首次痛风发作时的血尿酸水平，男性为 $527\mu mol/L$，女性为 $516\ \mu mol/L$。痛风患者最主要的就诊原因是关节痛（男性为 41.2％，女性为 29.8％），其次为乏力和发热。男女发病诱因有很大差异，男性患者最主要为饮酒诱发（25.5%），其次为高嘌呤饮食（22.9%）和剧烈运动（6.2%）；女性患者最主要为高嘌呤饮食诱发（17.0%），其次为突然受冷（11.2%）和剧烈运动（9.6%）。

高质量临床实践指南能规范医生诊疗行为，降低医疗成本，提高医疗质量[14-17]。截至 2015 年 12 月，全球共有 14 部痛风诊疗指南发布[2,18-31]。为痛风的诊疗和管理提供有效指导，然而对于当前我国痛风临床实践而言，尚存在以下问题：

（1）国外指南中临床医生所关注的痛风诊疗问题与我国临床医生所关注的不完全一致，如别嘌醇的超敏反应，本指南工作组所进行的前期调查显示，该问题为我国风湿免疫科医生关心的首要问题；

（2）国外指南几乎未引用来自我国的痛风研究，而近年来我国不断有痛风诊疗相关的高质量研究发表；

（3）国外指南中的痛风治疗药物与我国临床实践不完全相符，如苯溴马隆未在美国上市，美国痛风指南推荐促尿酸排泄应使用丙磺舒，但我国临床实践中促尿酸排泄的药物主要为苯溴马隆；

（4）近年来我国专业学会制定的指南，尚未及时将新的痛风分类标准、新型影像学诊断技术（如高频超声和双源 CT）的临床应用，以及治疗领域新证据，尤其是系统评价和 Meta 分析的证据纳入。综上，为更好地指导我国风湿免疫科临床医师制订恰当的痛风诊疗方案，中华医学会风湿病学分会依据国内外指南制定的方法与步骤，基于当前最佳证据，制定了 2016 版中国痛风诊疗指南。

推荐意见 1：2015 年美国风湿病学会（ACR）和欧洲抗风湿病联盟（EULAR）制定的痛风分类标准较 1977 年 ACR 制定的痛风分类标准在敏感度和特异度方面更高，建议使用 2015 年

的痛风分类标准（2B）

当前国内外有多个痛风分类标准[32-33]。2015 年 ACR 和 EULAR 更新的痛风分类标准较其他标准更加科学、系统与全面[33]。该标准适用于至少发作过 1 次外周关节肿胀、疼痛或压痛的痛风疑似患者。对已在发作关节液、滑囊或痛风石中找到尿酸盐结晶者，可直接诊断痛风。该标准包含 3 个方面，8 个条目，共计 23 分，当得分大于或等于 8 分，可诊断痛风。但该标准纳入的受试对象与我国人群存在种族差异，是否对我国痛风患者有完全一致的敏感度和特异度，应进一步开展相关研究。

2015 年 ACR 和 EULAR 制定的痛风分类标准[33] 显示，当满足临床表现、实验室检查、影像学检查三个方面时，诊断痛风的敏感度为 0.92，特异度为 0.89，AUC_{ROC} 为 0.95；若仅考虑临床表现，其敏感度为 0.85，特异度为 0.78，AUC_{ROC} 为 0.89。

推荐意见 2：对临床表现不典型的痛风疑似患者，可考虑使用超声检查受累关节及周围肌腱与软组织以辅助诊断（2B）

超声在痛风患者中能较敏感发现尿酸盐沉积征象，可作为影像学筛查手段之一，尤其是超声检查关节肿胀患者有双轨征时，可有效辅助诊断痛风。

Ogdie 等[34] 的研究显示，超声检查关节肿胀患者的尿酸盐沉积为"双轨征"的敏感度为 0.83（95%CI 0.72~0.91），特异度为 0.76（95%CI 0.68~0.83），AUC_{ROC} 为 0.84；超声检查关节肿胀患者的痛风石的敏感度为 0.65（95% CI 0.34~0.87），特异度为 0.80（95%CI 0.38~0.96），AUC_{ROC} 为 0.75。张立峰等[35] 的研究结果显示，42 例痛风性关节炎患者，超声影像中尿酸盐结晶沉积在第一跖趾关节软骨表面，呈双轨征、暴风雪征象，痛风石及肌腱周围强回声的检出率高（$P<0.05$），其中双轨征诊断痛风性关节炎的敏感度为 0.78，特异度为 0.97。姚庆荣和冯蕾[36] 的研究显示，334 例痛风性关节炎患者使用高频超

声检查第一跖趾关节更容易出现双轨征、非均匀回声结节（$P<$ 0.05）。

推荐意见 3：对血尿酸正常的痛风疑似患者。在医院有相关设备和条件的情况下。可考虑使用双源 CT 进行辅助诊断（2B）

双源 CT 能特异性识别尿酸盐结晶，可作为影像学筛查手段之一，尤其是双源 CT 表现有尿酸盐结晶时，可有效辅助诊断痛风，但也应注意其出现假阳性。考虑到双源 CT 的价格因素，建议仅在必要时进行检查。根据痛风患者临床特征和影像学检查仍无法确诊时，可进行关节穿刺抽液，检查尿酸盐结晶。

Ogdie 等[34]的研究结果显示，双源 CT 检查关节肿胀患者的尿酸盐沉积的敏感度为 0.87（95%CI 0.79~0.93），特异度为 0.84（95%CI 0.75~0.90），AUC_{ROC} 为 0.90。盛雪霞等[37]的研究结果显示，双源 CT 诊断痛风性关节炎的敏感度为 0.92（95%CI 0.84~0.96），特异度为 0.88（95%CI 0.83~0.92），AUC_{ROC} 为 0.91（95%CI 0.88~0.93）。赵迅冉[38]的研究结果显示，双源 CT 诊断痛风性关节炎的假阳性率为 16.7%。

推荐意见 4：痛风急性发作期，推荐及早（一般应在 24 小时内）进行抗炎止痛治疗（2B）

痛风急性发作期，及早（24 小时以内）有针对性地使用非甾体类抗炎药（NSAIDs）、秋水仙碱和糖皮质激素可有效抗炎镇痛，提高患者生活质量。

Van Durme 等[39]的研究显示，痛风急性发作患者使用 NSAIDs 比安慰剂在 24 小时内疼痛症状减轻 50% 方面效果更优，有统计学差异（$RR=2.75$，95%CI 1.13~6.72）。VanEehteld 等[40]的研究结果显示，痛风急性发作患者使用低剂量秋水仙碱（1.8 mg/d）比安慰剂在 24 小时内疼痛症状减轻 50%（$RR=2.74$，95%CI 1.05~7.13），以及 32 小时内疼痛症状减轻 50% 以上（$RR=2.43$，95%CI 1.05~5.64）方面，效果更优，有统计学差异。

推荐意见 5：**痛风急性发作期，推荐首先使用 NSAIDs 缓解症状**（1B）

痛风急性发作时，首先考虑缓解患者的临床症状。目前仅有间接证据比较不同非选择性 NSAIDs 治疗痛风的相对疗效与安全性。选择性环氧化酶 2（COX－2）抑制剂能更有针对性地抑制 COX－2，减少胃肠损伤等不良反应，可用于有消化道高危因素的患者。

Walsem 等[41]的 Meta 分析显示，针对骨关节炎和类风湿关节炎（RA）患者，双氯芬酸和萘普生、布洛芬在 6 周和 12 周的疼痛缓解程度、6 周和 12 周的身体功能改善程度、心血管事件发生率方面差异均无统计学意义；双氯芬酸胃肠道事件发生率低于萘普生（RR＝0.30，95％CI 0.20～0.60）和布洛芬（RR＝0.50，95％CI 0.30～0.90）。Zhang 等[42]的研究结果显示，依托考昔治疗痛风急性发作的疗效优于吲哚美辛（WMD＝－0.18，95％CI －0.30～－0.07），在疼痛缓解方面优于双氯芬酸（WMD＝－0.46，95％CI －0.51～－0.41），在总不良反应（RR＝0.77，95％CI 0.64～0.93）、药物相关不良反应（RR＝0.64，95％CI 0.50～0.81）、胃肠不良反应（RR＝0.42，95％CI 0.27～0.66）、头晕（RR＝0.37，95％CI 0.16～0.85）等方面优于吲哚美辛和双氯芬酸。Patricia 和 David[43]的研究显示，痛风急性发作患者使用药物发生心血管事件的风险比例依次为：依托考昔（OR＝2.05，95％CI 1.45～2.88）、依托度酸（OR＝1.55，95％CI 1.28～1.87）、罗非昔布（OR＝1.45，95％CI 1.33～1.59）、双氯芬酸（OR＝1.40，95％CI 1.27～1.55）、吲哚美辛（OR＝1.30，95％CI 1.19～1.41）、布洛芬（OR＝1.18，95％CI 1.11～1.25）、萘普生（OR＝1.09，95％CI 1.02～1.16）。潘奇和陈黔惮[44]的研究显示，与双氯芬酸组比，依托考昔组患者的临床症状有明显改善（$P<0.05$）；双氯芬酸组治疗总有效率（79％）显著低于依托考昔组（96％）。依托考昔组发生不良反应3例，双氯芬酸组9例（$P<0.05$）。夏红梅[45]的研究结果显示，依托考昔治疗80例急性痛风患者，其疼痛缓解度优于塞来昔布（$P<0.05$）。

推荐意见6：痛风急性发作期。对NSAIDs有禁忌的患者，建议单独使用低剂量秋水仙碱（2B）

高剂量秋水仙碱（4.8～6.0 mg/d）能有效缓解痛风急性期患者的临床症状，但其胃肠不良反应发生率较高，且容易导致患者因不良反应停药。低剂量秋水仙碱（1.5～1.8 mg/d）与高剂量秋水仙碱相比，在有效性方面差异无统计学意义；在安全性方面，不良反应发生率更低。低剂量秋水仙碱48h内用药效果更好。

濮永杰等[46]的研究结果显示，高剂量秋水仙碱和低剂量秋水仙碱在服药后24小时、32小时关节疼痛缓解和疼痛评分减少大于或等于2分方面差异均无统计学意义。与高剂量秋水仙碱比，低剂量秋水仙碱能明显减少胃肠反应（$RR=2.95$，95％CI 2.24～3.89）。蒙龙等[47]的研究结果显示，低剂量秋水仙碱与常规剂量秋水仙碱在关节疼痛评分减少大于或等于2分比例、疼痛缓解率和临床有效率方面差异均无统计学意义。与常规剂量秋水仙碱比，低剂量秋水仙碱的胃肠不良反应发生率（$RR=0.25$，95％CI 0.19～0.34）和总不良反应发生率（$RR=0.36$，95％CI 0.26～0.50）显著降低。

推荐意见7：痛风急性发作期，短期单用糖皮质激素，其疗效和安全性与NSAIDs类似（2B）

对急性痛风患者短期单用糖皮质激素（30 mg/d，3天）可起到与NSAIDs同样有效的镇痛作用，且安全性良好，特别是对NSAIDs和秋水仙碱不耐受的急性发作期痛风患者。

Janssens 等[48]的研究结果显示，曲安奈德对比吲哚美辛的镇痛效果，在 1~2 天、3~4 天、10~14 天后的关节疼痛得分方面，差异均无统计学意义。Rainer 等[49]的研究显示，我国香港地区急性痛风患者口服泼尼松龙（30 mg/d）与吲哚美辛的镇痛效果相似，但吲哚美辛的不良反应比泼尼松龙更多（19% 比 6%，$P<0.001$）。Janssens 等[50]的研究显示，荷兰急性痛风患者口服泼尼松龙（35 mg/d）和萘普生，第 4 天时对痛风性关节炎初始治疗的效果相似。90 小时后，泼尼松龙组患者的疼痛视觉模拟评分减少 44.7 mm，萘普生组减少46.0 mm，差异无统计学意义。两组不良反应发生率相似且较小，均在随访 3 周内消失。马亚萍[51] 的研究结果显示，小剂量泼尼松（10 mg，1 次/日）对比秋水仙碱（0.5mg，3 次/日）治疗 116 例急性痛风性关节炎患者的有效率分别为 100% 86%（$P<0.05$）；小剂量泼尼松的关节疼痛缓解时间为 6.2 小时±0.5 小时，秋水仙碱为 11.2 小时±0.6 小时（$P<0.05$）；小剂量泼尼松组无明显不良反应，秋水仙碱组消化道不良反应发生率高。

推荐意见 8：对急性痛风性关节炎频繁发作（>2 次/年），有慢性痛风性关节炎或痛风石的患者，推荐进行降尿酸治疗（1B）

降尿酸治疗的目标是预防痛风性关节炎的急性复发和痛风石的形成，帮助痛风石溶解。将患者血尿酸水平稳定控制在 357 μmol/L（60 mg/L）以下，有助于缓解症状，控制病情。Sriranganathan 等[52]的研究显示，别嘌醇、苯溴马隆、别嘌醇联合苯溴马隆、非布司他、聚乙二醇重组尿酸氧化酶（尚未在我国被批准上市）通过降低尿酸，可以减少痛风石。Abhishek 等[53]的研究显示，对既往 12 个月内痛风发作大于 2 次的患者，血尿酸水平（$OR = 1.36$，95% CI 1.08 ~ 1.72）、痛风病程（$OR=1.27$，95%CI 1.10~1.46）是痛风急性发作的独立危险因素。Akira 等[54]的研究显示，急性痛风发作与平均血尿酸水平有关（$OR=0.42$，$95\%CI$ $0.31\sim0.57$），用降尿酸药物能降低痛风复发风险（$OR=0.22$，$95\%CI$ $0.10\sim0.47$）。Li-Yu 等[55]的研究显示，当血尿酸持续数年控制在低于 357 μmol/L（60 mg/L）时，能减少大部分患者膝关节滑囊的尿酸盐结晶形成。Becker 等[56]的研究显示，高剂量的非布司他（120 mg/d）能更好地缓解痛风患者症状。Perez-Ruiz 等[57]的研究显示，与单用别嘌醇［每月（0.57 ± 0.18）mm］比，单用苯溴马隆［每月（1.21 ± 0.67）mm］或苯溴马隆联合别嘌醇［每月（1.53 ± 0.45）mm］对痛风石溶解效果好，差异有统计学意义。

推荐意见 9：痛风患者在进行降尿酸治疗时，抑制尿酸生成的药物，建议使用别嘌醇（2B）或非布司他（2B）；促进尿酸排泄的药物，建议使用苯溴马隆（2B）

对抑制尿酸生成的药物，非布司他在有效性和安全性方面较别嘌醇更具优势。对促进尿酸排泄的药物，苯溴马隆和丙磺舒均可用于慢性期痛风患者。苯溴马隆在有效性和安全性方面优于丙磺舒。使用别嘌醇时，应从低剂量开始，肾功能正常者起始剂量为 0.1g/d，肾功能不全时剂量应更低，逐渐增加剂量，密切监视有无超敏反应出现。使用苯溴马隆时，应从低剂量开始，过程中增加饮水量，碱化尿液，避免与其他肝损害药物同时使用。医生应根据患者具体情况，有针对性的使用以上降尿酸药物，并在用药过程中警惕可能出现的肝、肾毒性和其他不良反应。

（1）抑制尿酸生成药物。Borghi 和 Perez-Ruiz[58]的研究显示，非布司他组中 71% 的痛风患者血尿酸达目标值，别嘌醇组中 44% 的痛风患者血尿酸达目标值；在安全性方面，非布司他优于别嘌醇（$OR=0.85$，$95\%CI$ $0.75\sim0.97$）。此外，对肾功能受损的痛风患者，非布司他优于别嘌醇。Seth 等[59]的研究显示：与安慰剂比，别嘌醇（300 mg/d）可增加血尿酸达目标值在30 d以上的痛风患者比例（$RR = 49.11$，$95\%\,CI$ $3.15\sim$ 765.58）。Erika 等[60]的研究显示，非布司他（80 mg/d）比别嘌醇（300 mg/d）更能降低血尿酸水平（$OR = 0.31$，$95\%\,CI$ $0.24\sim0.39$），别嘌醇比非布司他发生不良反应的风险更高（$RR=0.90$，$95\%CI$ $0.84\sim0.96$）。杨婷等[61]的研究显示，与别嘌醇组比，非布司他组痛风患者血尿酸更易于达到目标值（<60 mg/L）（$RR=1.56$，$95\%CI\,1.22\sim2.00$）。在安全性方面，非布司他组不良事件发生率低于别嘌醇组（$RR=0.95$，$95\%CI$ $0.90\sim0.99$）。

（2）促进尿酸排泄的药物。Kydd 等[62]的研究结果显示，相对于丙磺舒，使用苯溴马隆的痛风患者在2个月后更易达到血尿酸目标值（82%比57%，$RR=1.43$，$95\%CI$ $1.02\sim2.00$）。苯溴马隆在总不良事件发生（2%比17%，$RR=0.15$，$95\%CI$ $0.03\sim0.79$）、因不良事件停药（21%比47%，$RR=0.43$，$95\%CI$ $0.25\sim0.74$）方面优于丙磺舒。

推荐意见 10：对合并慢性肾脏疾病的痛风患者，建议先评估肾功能，再根据患者具体情况使用对肾功能影响小的降尿酸药物，并在治疗过程中密切监测不良反应（2C）

慢性肾功能受损会影响降尿酸药物的半衰期和排泄时间，对药物代谢动力学产生影响，进而影响降尿酸药物的有效性和安全性。较高的血尿酸水平及尿酸盐沉积会影响肾功能。抑制尿酸生成的药物（别嘌醇和非布司他）和促进尿酸排泄的药物（苯溴马隆）均可降低肾小球尿酸负荷。别嘌醇用于肾功能不全患者时起始剂量应降低，逐渐增加剂量，密切监测有无超敏反应发生。非布司他应用于轻中度肾功能不全的患者时，无需调整剂量。促尿酸排泄的药物慎用于存在尿酸性肾结石的患者和重度肾功能不全的患者。

van Echteld 等[63]的研究显示，对轻中度肾功能不全的痛风患者，使用非布司他和苯溴马隆安全、有效。Ma[64]的研究显示，黄嘌呤氧化酶抑制剂和苯溴马隆均能降低痛风患者肾小球尿酸负荷，黄嘌呤氧化酶抑制剂组的肌酐清除率显著改善。此外，血尿酸达标（<60 mg/L）的痛风患者的尿酸排泄功能显著改善。Becker 等[65]的研究显示，对痛风患者（2269 例，其中 65% 为肾功能受损患者），80 mg/d 非布司他的降尿酸效果优于 40 mg/d非布司他和别嘌醇（200～300 mg）（P<0.001）；其中对肾功能受损的痛风患者，80 mg/d 非布司他的降尿酸效果优于 40 mg/d 非布司他和别嘌醇（P<0.001），40 mg/d 非布司他优于别嘌醇（P<0.001）。在不良反应发生率方面，两种降尿酸药物均无差别。

推荐意见 11：痛风患者在降尿酸治疗初期，建议使用秋水仙碱预防急性痛风性关节炎复发（2B）

痛风患者在降尿酸治疗初期，预防性使用秋水仙碱至少 3～6 个月可减少痛风的急性发作，小剂量秋水仙碱安全性高，耐受性好。

Seth 等[66]的研究显示，痛风患者开始降尿酸时，预防性使用秋水仙碱 6 个月能减少痛风的急性发作。Kafimzadeh 等[67]的研究显示，在别嘌醇降尿酸的基础上，3～6 个月使用秋水仙碱预防、7～9 个月使用秋水仙碱预防、10～12 个月使用秋水仙碱预防，在随访 6 个月后发现，痛风急性发作率分别为 46%、11%、6%，随访 1 年后痛风急性发作率分别为 54%、28%、23%，平均复发时间分别为 8 个月、11 个月、11 个月。3～6 个月使用秋水仙碱预防与 7～9 个月、10～12 个月使用秋水仙碱预防，在痛风急性发作频率和平均复发时间方面差异均有统计学意义（P<0.05）。Borstad 等[6(8)]的研究显示，秋水仙碱在减少痛风发作总次数、0～3 个月内痛风发作次数、3～6 个月内发生痛风发作次数、严重痛风发作次数、痛风复发次数方面均优于安慰

剂（$P<0.05$）。

推荐意见12：调整生活方式有助于痛风的预防和治疗。痛风患者应遵循下述原则：（1）限酒；（2）减少高嘌呤食物的摄入；（3）防止剧烈运动或突然受凉；（4）减少富含果糖饮料的摄入；（5）大量饮水（每日2000 ml以上）；（6）控制体重；（7）增加新鲜蔬菜的摄入；（8）规律饮食和作息；（9）规律运动；（10）禁烟（1B）

饮酒（啤酒与白酒），大量食用肉类、海鲜（如贝类）、动物内脏，饮用富含果糖的饮料，剧烈运动，突然受凉，肥胖，疲劳，饮食、作息不规律，吸烟等均为痛风的危险因素；规律作息和锻炼，食用新鲜蔬菜是痛风的保护因素。红酒是否为痛风发作的危险因素目前循证医学证据不一致。

（1）限酒。Wang 等[69]的研究显示，饮酒可能增加痛风发作的风险，轻度饮酒（$\leqslant12.5$ g/d）（$RR=1.16$，$95\%CI$ $1.07\sim1.25$）、中度饮酒（$12.6\sim37.4$ g/d）（$RR=1.58$，$95\%CI$ $1.50\sim1.66$）和重度饮酒（$\geqslant37.5$ g/d）（$RR=2.64$，$95\%CI$ $2.26\sim3.09$）均比不饮酒或偶尔饮酒容易发生痛风。Choi 等[70]的研究显示，酒精摄入量与痛风发病风险呈剂量效应关系，当酒精摄入量大于或等于50 g/d时，其痛风发病风险比不饮酒者高153%。每日饮啤酒373 g者比不饮啤酒者的痛风发病风险高49%（$RR=1.49$，$95\%CI$ $1.32\sim1.70$）；饮用烈酒将增加15%的痛风发病风险。Neogi 等[71]的研究显示，任何类型的酒精（包括红酒）均与痛风急性发作风险增高相关。但 Choi 和 Carhan[72]的研究显示，中等量的红酒不会增加血尿酸水平。关宝生等[73]的研究显示，经常饮酒者比偶尔饮酒者发生痛风/高尿酸血症的风险高32%，偶尔饮酒者比几乎不饮酒者发生痛风/高尿酸血症的风险高32%。程晓宇等[74]的研究显示：经常饮酒为痛风发病的危险因素（$OR=7.081$）。

（2）减少高嘌呤食物的摄入。Choi 等[75]的研究显示，食用大量肉类（＞1.53 份/日）者比食用少量肉类（＜0.59 份/日）者血尿酸水平平均高 4.8 mg/L（95％C1 0.34～0.61）；食用大量海鲜（＞0.3 份/日）者比食用少量海鲜（＜0.03 份/日）者血尿酸水平平均高 1.6 mg/L（95％CI 0.06～0.27）；而食用大量乳制品（＞2.0 份/日）者比食用少量乳制品（＜0.5 份/日）者血尿酸水平平均低 2.1 mg/L（95％CI −0.37～−0.04）。Choi 等[76]的研究显示，食用大量肉类（＞1.92 份/日）者比食用少量肉类（＜0.81 份/日）者痛风发病风险高（$RR = 1.41$，95％CI 1.07～1.86）；食用大量海鲜（＞0.56 份/日）者比食用少量海鲜（＜0.15 份/日）者痛风发病风险高（$RR = 1.51$，95％CI 1.17～1.95）；而食用大量乳制品（＞2.88 份/日）者比食用少量乳制品（＜0.88 份/日）者痛风发病风险低（$RR = 0.56$，95％CI 0.42～0.74）；食用大量植物性蛋白质（＞5.9％总能量）者比食用少量植物性蛋白质（＜4.2％总能量）者痛风发病风险低（$RR = 0.73$，95％CI 0.56～0.96）。程晓宇等[74]的研究显示，大量食用肉类、动物内脏、贝类为痛风发病的危险因素（$OR = 2.994$，$OR = 5.338$，$OR = 6.111$）。

（3）防止剧烈运动或突然受凉。国家风湿病数据中心的"痛风高尿酸血症患者多中心网络注册及随访研究"大数据显示，剧烈运动是男性和女性痛风患者发作的第三位诱因。突然受凉是女性痛风发作的第二位诱因，是男性的第五位诱因。

（4）减少富含果糖饮料的摄入。Choi 等[77]的研究显示，富含果糖的饮料可增加女性患痛风的风险。Choi 和 Curhanl[78]的研究显示，含糖软饮料和果糖可增加男性患痛风的风险。

（5）大量饮水（每日 2000 ml 以上）。卢味等[79]的研究显示，接受饮食治疗组（包括饮水量＞2500 ml/d）的痛风患者 7 天后痛风性关节炎关节疼痛、局部红肿消失，平均住院天数为

11 天；不接受饮食治疗组（包括饮水量<1500 ml/d）的痛风患者 11~13 天后痛风性关节炎关节疼痛、局部红肿消失，平均住院天数为 17.5 天。接受饮食治疗组在血尿酸下降方面优于不接受饮食治疗组，$P<0.005$。许全成[80]的研究显示，饮水过少是高尿酸血症和痛风的危险因素（$OR=2.969$，$95\%CI\ 1.637\sim5.383$）。

（6）控制体重。Aune 等[81]的研究显示，更高的 BMI 可增加痛风风险。与 BMI 为 20 kg/m² 者比，BMI 为 25 kg/m²、30 kg/m²、35 kg/m²、40 kg/m² 者患痛风的相对风险度为 1.78、2.67、3.62 和 4.64。Choi 等[82]的研究显示，BMI 为 25~29.9 kg/m² 的痛风患者数是 BMI 为 21~22.9 kg/m² 痛风患者数的 1.95 倍，BMI 为 30~34.9 kg/m² 的痛风患者数是 BMI 为21~22.9 kg/m² 痛风患者数 2.33 倍，BMI 大于 35 kg/m² 的痛风患者数是 BMI 为 21~22.9 kg/m² 痛风患者数的 2.97 倍。与体重变化维持在±1.81kg 的痛风患者比，体重增加 13.61 kg 的痛风患者数是其 1.99 倍，而体重减轻超过 4.54 kg 的痛风患者数是其 0.61 倍（$95\%\ CI\ 0.40\sim0.92$）。邵继红等的研究显示，肥胖（$OR=2.91$）是痛风的独立危险因素。

（7）增加新鲜蔬菜的摄入。程晓宇等[74]的研究显示，经常性食用新鲜蔬菜是痛风发病的保护因素（$OR=0.072$）。

（8）规律饮食和作息。关宝生等[73]的研究显示，饮食不规律的人比饮食规律的人发生痛风/高尿酸血症的风险高 1.6 倍，作息不规律的人比作息规律的人发生痛风/高尿酸血症的风险高 1.6 倍。经常疲劳者比偶尔疲劳者发生痛风/高尿酸血症的风险高 40%，偶尔疲劳者比很少疲劳者发生痛风/高尿酸血症的风险高 40%。

（9）规律运动。张琳等[84]的研究显示，痛风患者规律运动干预前后 BMI、腰围、甘油三酯、血糖、血尿酸、痛风发作次数差异均有统计学意义（$P<0.05$）。

（10）禁烟。关宝生等[73]的研究显示，周围人经常吸烟者比周围人偶尔吸烟者发生痛风/高尿酸血症的风险高35％，周围人偶尔吸烟者比周围人几乎不吸烟者发生痛风/高尿酸血症的风险高35％。

参考文献

［1］RICHETTE P，BARDIN T. Gout［J］. the Lancet，2010，375（9711）：318－328.

［2］中华医学会风湿病学分会. 原发性痛风诊断和治疗指南［J］. 中华风湿病学杂志，2011，15（6）：410－413.

［3］LEE SJ，HIRSCH JD，TERKELMUB R，et al. Perceptions of disease and health-related quality of life among patients with gout［J］. Rheumatology，2009，48（5）：582－586.

［4］路杰，崔凌凌，李长贵，等. 原发性痛风流行病学研究进展［J］. 中华内科杂志，2015，54（3）：244－247.

［5］邵继红，徐耀初，莫宝庆，等. 痛风与高尿酸血症的流行病学研究进展［J］. 疾病控制杂志，2004，8（2）：152－154.

［6］JURASCHEK SP，MILLER ER，GELBER AC. Body mass index，obesity，and prevalent gout in the United States in 1988－1994 and 2007－2010［J］. Arthritis Care Res，2013，65（1）：127－132.

［7］KUO CF，GRAINGE MJ，MALLEN C，et al. Rising burden of gout inthe UK but continuing suboptimal management：a nationwide population study［J］. Ann Rheum Dis，2015，74（4）：661－667.

［8］NAN H，QIAO Q，DONG Y，et al. The prevalence of

hyperurieemia in a population of the coastal city of Qiagdao, China [J]. J Rheumatol，2006，33（7）：1346－1350.

[9] MIAO Z，LI C，CHEN Y，et al. Dietary and lifestyle changes associated with hish prevalence of hyperuricemia and gout in the Shandong coastal cities ofEastern China [J]. J Rheumatol，2008，35（9）：1859－1864.

[10] 阎胜利，赵世华，李长贵，等. 山东沿海居民高尿酸血症及痛风五年随访研究 [J]. 中华内分泌代谢杂志，2011，27（7）：548－552.

[11] 方卫纲，黄晓明，王玉，等. 北京地区部分人群痛风的流行病学调查 [J]. 基础医学与临床，2006，26（7）：781－785.

[12] 邵继红，莫宝庆，喻荣彬，等. 南京市社区人群高尿酸血症与痛风的流行病学调查 [J]. 疾病控制杂志，2003，7（4）：305－308.

[13] 樊培新. 深圳地区痛风的流行病学调查 [J]. 中国误诊学杂志，2008，31（8）：7807－7808.

[14] GRAHAM R，MANEHER M，WOLMAN DM，et al. Clinical practice guidelines we can trust [M]. Washington (DC)：National Academies Press，2011.

[15] GRILLI R，MAGRINI N，PENNA A，et al. Practice guidelines developed by specialty societies：the need for a critical appraisal [J]. Lancet，2000，355（9198）：103－106.

[16] 杨克虎，陈耀龙，李幼平，等. 中国能否应对指南挑战？[J]. 中国循证医学杂志，2013，13（6）：621－623.

[17] 陈耀龙，杨克虎，田金徽，等. 循证实践指南的制定：国际经验与中国实践 [J]. 兰州大学学报（医学版），2016，42（1）：29－35.

[18] JORDAN KM, CAMERON JS, SNAITH M, et al. British Society for Rheumatology and British Health Professionals in Rheumatology guideline for the management of gout [J]. Rheumatology, 2007, 46 (8): 1372−1374.

[19] MEDICAL OF HEALTH MALAYSIA. Management of gout [S/OL]. [2016−05−01].

[20] THE UNIVERSITY OF TEXAS AT AUSTIN, SCHOOL OF NURSING, FAMILY NURSE PRACTITIONER PROGRAM. Management of chronic gout in adults [S/OL]. [2016−05−01].

[21] The University of Texas at Austin, School of Nursing, Family Nurse Practitioner Program. Management of initial gout in adults [S/OL]. [2016−05−01].

[22] HAMBURGER M, BARAF HSB, ADAMSON TC, et al. 2011 recommendations for the diagnosis and management of gout and hyperuricemia [J]. Postgrad Med, 2011, 123 (6 Suppl 1): 3−36.

[23] YAMANAKA H. Japanese guideline for the management of hyperuricemia and gout [J]. Nueleosides Nucleotides Nucleic Acids, 2011, 30 (12): 1018−1029.

[24] KHANNA D, FITZGERALD JD, KHANNA PP, et al. 2012 American College of Rheumatology guidelines for management of gout. Partl: systematic nonpharmacologic and pharmacologic therapeutic approaches to hyperuricemia [J]. Arthritis Care Res, 2012, 64 (10): 1431−1446.

[25] KHANNA D, KHANNA PP, FITZGERALD JD, et al. 2012 American College of Rheumatology guidelines for

management of gout. Part 2: therapy and antiinflammatory prophylaxis of acute gouty arthritis [J]. Arthritis Care Res, 2012, 64 (10): 1447-1461.

[26] 蔡嘉哲，余光辉，林孝义，等. 台湾痛风与高尿酸血症 2013 诊治指引 [J]. 中国台湾地区风湿病杂志，2013，27 (2): 1-26.

[27] SIVERA F, ANDRÉS M, CARMONA L, et al. Multinational evidence - based recommendations for the diagnosis and management of gout: integrating systematw literature review and expert opmion of a broad panel of rheumatologists in the 3e initiative [J]. Ann Rheum Dis, 2014, 73 (2): 328-335.

[28] SPANISH SOCIETY OF RHEUMATOLOGY (SER). Clinical practice guidelines for management of gout [S/OL]. [2016-05-01].

[29] MANARA M, BORTOLUZZI A, FAVERO M. et al. Italian Societv of Rheumatology recommendations for the management of gout [J]. Reumatismo, 2013, 65 (1): 4-21.

[30] ARUAGO, CORDEIRO I, TEIXEIRA F, et al. Portugllese recommendations for the diagnosis and management of gout [J]. Acta Reumatol Port, 2014, 39 (2): 158-171.

[31] GRAF SW, WHITTLE SL, WECHALEKAR MD, et al. Australian and New Zealand recommendations for the diagnosis and management of gout: integrating systematic literature review and expert opinion in the 3e Initiative [J]. Int J Rheum Dis, 2015, 18 (3): 341-351.

[32] WALLACE SL, ROBINSON H, MASI AT, et al.

Preliminary criteria for the classification of the acute arthritis of primary gout [J]. Anhritis Rheum, 1977, 20 (3): 895-900.

[33] NEOGI T, JANSEN TL, DALBETH N, et al. 2015 Gout classification criteria: An American College of Rheumatology/European league Against Rheumatism collaborative initiative [J]. Ann Rheum Dis, 2015, 74 (10): 1789-1798.

[34] OGDIE A, TAYLOR WJ, WEATHERALL M, et al. Imaging modalities forthe classification of gout: systematic literature review and meta analysis [J]. Ann Rheum Dis, 2015, 74 (10): 1868-1874.

[35] 张立峰, 林炜, 柯天, 等. 第一跖趾关节痛风性关节炎的超声特征及其诊断价值 [J]. 浙江临床医学, 2015, 17 (11): 1997-1998.

[36] 姚庆荣, 冯蕾. 高频超声诊断痛风性关节炎第一跖趾关节病变 [J]. 中国医学影像技术, 2013 (5): 787-790.

[37] 盛雪霞, 曹志宏, 闵志刚, 等. 双源CT诊断痛风性关节炎准确性的Meta分析 [J]. 实用放射学杂志, 2015, 31 (6): 974-977.

[38] 赵迅冉. DscT双能量技术与高频超声诊断痛风性关节炎的临床价值初探 [D]. 昆明: 昆明医科大学, 2015.

[39] VAN DURRNE CM, WECHALEKAR MD. BUCHBINDER R. et al. Non-steroidal anti-inflammatory drugs for acute gout [DB/OL]. 2016-05-01.

[40] VAN EEHTELD I, WECHAIEKAR MD, SCHLESINGER N, et al. Colchicinefor acute gout [DB/OL]. [2016-05-01].

[41] WALSEM AV, PANDHI S, NIXON RM, et al. Relative benifit-risk comparing diclofenac to other traditional non-steriodal anti-inflammatory drugs and cyclooxygenase-2 inhibitor in patients with osteoarthritis or rheumatoid arthris: a network (meta-analysis [J]. Anhritis Res Ther, 2015, 17 (1): 1−18.

[42] ZHANG S, ZHANG Y, PENG L, et al. Efficacy and safety of etoricoxib compared with NSAIDs in acute gout: a systematic review and a meta-analysis [J]. Clin Rheumatol, 2016, 35 (1): 151−158.

[43] PATRICIA MG, DAVID H. Cardiovascular risk with non-steroidal anti-inflammatory drugs: systematic review of population-based controlled observational studies [J]. PLoS Med, 2011。8 (9): e1001098.

[44] 潘奇, 陈黔. 依托考昔治疗急性重度痛风性关节炎的疗效研究 [J]. 中国医药指南, 2016, 14 (8): 107−108.

[45] 夏红梅. 依托考昔与塞来昔布治疗急性痛风的疗效与安全性 [J]. 中外医疗, 2015, 34 (28): 156−157.

[46] 濮永杰, 孙卫东, 徐聪. 不同剂量秋水仙碱治疗急性痛风疗效的 Meta 分析 [J]. 中国药业, 2015, (16): 21−24.

[47] 蒙龙, 李娟, 龙锐, 等. 小剂量与常规剂量秋水仙碱治疗急性痛风性关节炎的系统评价 [J]. 中国临床药理学与治疗学, 2014, 19 (6): 656−662.

[48] JANSSENS HJ, LCASSEN PL, VAN DE LAAR FA, et al. Systemic corticostemids for acute gout [J]. Cochrane Database Syst Rev, 2008, (2): CD005521.

[49] RAINER TH, CHENG CH, GRAHAM CA, et al. Oral prednisolone in the treatment of acute gout: a pragmatic,

multi-centre, double-blind, randomized, equivalence trial [J]. Ann Intem Med, 2016. 164 (7): 464—471.

[50] JANSSENS HJ, JANSSEN M, VAN DE LISDONK EH, et al. Use of oral prednisolone or naproxen for the treatment of gout arhritis: a double-blind, randomised equivalence trial [J]. Lancet, 2008, 371 (9627): 1854—1860.

[51] 马亚萍. 小剂量激素治疗急性痛风性关节炎 58 例 [J]. 陕西医学杂志, 2016 (3): 352. 353.

[52] SRIRANGANATHAN MK, VINIK O, FALZON L, et al. Interventions for tophi in gout: a cochrane systematic literature review [J]. J Rheumatol Suppl, 2004, 92: 63—69.

[53] ABHISHEK A, VALDES AM, ZHANG W, et al. Serum uric acid&disease duration associate with frequent gout attacks but are poor at identifying such patients: A case control study [J/OL]. Arthritiscare Res, [2016—07—01].

[54] AKIRA S, HISASHI Y, NAOYUKI K. A retrospective study of the relationship between serum urate level and recurrent attacks of gouty arthdtis: evidence for reduction of recurrent gouty arthritis with antihypemricemic therapy [J]. Arthritis Rheum, 2004, 51 (3): 321—325.

[55] LI—YU J, CLAYBUME G, SIECK M, et al. Treatment of chronic gout. Can we determine when urate stores are depleted enough to prevent attacks of gout?   [J]. J Rheumatol, 2001, 28 (3): 577—580.

[56] BECKER MA, SCHUMACHER HR, MACDONALD PA, et al. Clinical efficacy and safety of successful longtern urate lowering with febuxostat or allopurinol in subjects wilh gout [J]. J Rheumatol, 2009, 36 (6):

1273－1282.

[57] PEREZ－RUIZ F，CALABOZO M，PIJOAN JI，et al. Effect of urate－lowering therapy on the velocity of size reduction of tophi in chronic gout [J]. Arthritis care Res，2002，47（4）：356－360.

[58] BORGHI C，PEREZ-RUIZ F. Urate lowering therapies in the treatment of gout：a systematic review and meta-analysis [J]. Eur Rev Med Phamacol Sci，2016，20（5）：983－992.

[59] SETH R，KYDD AS，BUCHBINDER R，et al. Allopurinol for chronic gout [J]. Cochmne Database syst Rev，2014，14（10）：CD006077.

[60] ERIKA BS，JOHN CG，CHRISTINE JR，et al. Urate lowering efficacy of febuxostat Versus allopurinol in hyperuricemic patients with gout [J]. Philipp J Intem Med，2014，52（1）：1－6.

[61] 杨婷，路敏，周颖，等. 非布司他和别嘌醇治疗痛风有效性和安全性的 Meta 分析 [J]. 中国临床药理学杂志，2015，3l（2）：122－126.

[62] KYDD AS，SETH R，BUCHBINDER R，et al. Uricosuric medications for chronic gout [J]. Cochrane Database Syst Rev，2014，（11）：CD010457.

[63] VAN ECHTELD IA，VALL DURME C，FALZON L，et al. Treatment of gout patients with impairment of renal function：a systematic literature review [J]. J Rheumatol Suppl，2014，92：48－54.

[64] MA L，WEI L，CHEN H，et al. Influence of urate-lowering therapies on renal handling of uric acid [J]. Clin

Rheumatol，2016，35（1）：133-141.

[65] BECKER MA，SCHUMACHER HR，ESPINOZA LR，et al. The urate lowering efficacy and safety of febuxostat in the treatment of the hypemricemia of gout: the CONFIRMS trial [J]. Arthritis Res Ther，2010，12（2）：R63.

[66] SETH R，KYDD AS，FALZON L，et al. Preventing attacks of acute gout when introducing urate lowering therapy: a systematic litemture review [J]. J Rheumatol Suppl，2014，92：4247.

[67] KARIMZADEH H，NAZARI J，MOTTAGHI P，et al. Different duration of colchicine for preventing recurrence of gouty arthritis [J]. J Res Med Sci，2006，11（2）：104，107.

[68] BORSTAD GC，BRYANT LR，ABEL MP，et al. Colchicine for prophylaxis of acute flares when innitiating Allopurinol for chronic gouty arthritis [J]. J Rheumatol，2004，31（12）：2429-2432.

[69] WANG M，JIANG X，WU W，et al. A meta-analysis of alcohol consumption and the risk of goutl [J]. Clin Rheumatal. 2013，32（11）：1641-1648.

[70] CHOI HK，ATKINSON K，KARLSON EW，et al. Alcohol intake and risk of incident gout in men: a prospective study [J]. Lancet，2004，363（9417）：1277-1281.

[71] NEOGI T，CHEN C，NIU J，et al. Alcohol quantity and type on risk of recurrent gout attacks: an internet-based case-crossover study [J]. Am J Med，2014，127（4）：311-318.

［72］CHOI HK, CURHALL G. Beer, liquor, and wine consumption and serum uric acid level: the Third National Health and Nutrition Examination survey ［J］. Arthritis Rheum, 2004, 51 (6): 1023－1029.

［73］关宝生, 白雪, 王艳秋, 等. 痛风/高尿酸血症患者生活习惯的危险因素 ［J］. 中国老年学杂志, 2014, 34 (2): 455－457.

［74］程晓宇, 苗志敏, 刘柳, 等. 青岛居民膳食习惯与痛风性关节炎关系分析 ［J］. 青岛大学医学院学报, 2012, 48 (2): 95－97.

［75］CHOI HK, SIMIN L, GARY C. Intake of purine-rich floods, protein, and dairy products and relationship to serum levels of uric acid: the Third National Health and Nutrition Examination Survey ［J］. Arthritis Rheum, 2005, 52 (1): 283－289.

［76］CHOI HK, ATKINSON K, KARLSON EW, et al. Purine. rich fbods, dairy and protein intake, and the risk of gout in men ［J］. N End J Med, 2004, 350 (11): 1093－1103.

［77］CHOI HK, WILLETT W, CURHAIL G. Fructose-rich beverages and risk of gout in women ［J］. JAMA, 2010, 304 (20): 2270－2278.

［78］CHOI HK, CURHALL G. SOFF DRINKS. Fructose consumption, and the risk of gout in men: prospective cohort study ［J］. BMJ, 2008, 336 (7639): 309－312.

［79］卢昧, 詹玉云, 邱秀娉. 合理饮食对痛风患者治疗作用的观察 ［J］. 中外健康文摘, 2010, 7 (27): 27－28.

［80］许全成. 从社会医学和运动医学视角探讨高尿酸血症和痛

风的危险因素及防治策略 [D]. 广州：广州体育大学，2010.

[81] AUNE D，NORAT T. Vatten LJ. Body mass index and the risk of gout：a systematic review and dose-response meta-analysis of prospective studies [J]. Eur J Nutr，2014，53（8）：1591−1601.

[82] CHOI HK，ATKINSON K，KARLSON EW，et al. Obesity，weight change，hypertension，diuretic use，and risk of gut in men：the health professionals follow-up study [J]. Arch Inten Med，2005，165（7）：742−748.

[83] 邵继红，沈洪兵，莫宝庆，等. 社区人群痛风危险因素的病例对照研究 [J]. 徐州医学院学报，2003，23（6）：503−505.

[84] 张琳，祝波，孙琳，等. 饮食与运动对痛风影响的研究 [J]. 哈尔滨医科大学学报，2013，47（4）：360−362.